Die Krankenpflege in der Chirurgie

Praktische Anleitung für Pfleger und Pflegerinnen

Von

Dr. Wolf M. Kreiner
Facharzt für Chirurgie in Graz

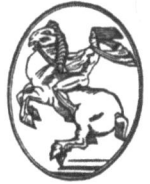

Wien
Verlag von Julius Springer
1937

ISBN-13: 978-3-7091-9670-0 e-ISBN-13: 978-3-7091-9917-6
DOI: 10.1007/978-3-7091-9917-6

Alle Rechte, insbesondere das der Übersetzung
in fremde Sprachen, vorbehalten

Vorwort.

Die Pflege kranker Menschen erfordert vor allem Hilfsbereitschaft und Verzicht auf manche Freuden und Annehmlichkeiten des Lebens, welche anderen Menschen in anderen Berufen zugänglich sind. Besonders verantwortungsvoll und schwierig ist die Betreuung von Kranken, die entweder einen schweren operativen Eingriff durchgemacht haben, oder infolge eines Unfalles vom Arzte versorgt werden mußten. An die Schulung der Pfleger und Pflegerinnen im Gebiete der Chirurgie sind daher auch besondere Anforderungen zu stellen. Man muß von ihnen eine gewisse Kenntnis des chirurgischen Wissens verlangen. Diese Kenntnis zu vermitteln, ist der Zweck des vorliegenden Leitfadens. Ihm liegen meine langjährigen Erfahrungen als Operateur und Assistent der chirurgischen Universitätsklinik in Graz unter H. v. Haberer, J. Hertle, W. Denk, H. Kunz, P. v. Walzel und Fr. Spath zugrunde.

Von einem Lehrbuch für Pflegeschwestern verlangt man einerseits kurze, leicht faßliche und übersichtliche Darstellungen, anderseits aber auch eine gewisse Vollständigkeit und Ausführlichkeit. Diese beiden Forderungen habe ich dadurch zu erfüllen versucht, daß ich im ersten Teile des Buches (Kapitel I bis VII) alles das besprochen habe, was die Pflegeschwester selbsttätig ausführt, während im zweiten Teile (Kapitel VIII bis X) mehr Vertiefung und Erweiterung der Kenntnisse übermittelt werden. Die Pflegeschwester findet daher alles, was sie dringend braucht, im ersten Teile. Freilich mußte bei der genaueren Besprechung der Pflegeakte zum besseren Verständnis derselben auch auf gewisse Zusammenhänge im krankhaften Geschehen hingewiesen werden. Umgekehrt wurde im zweiten Teile bei der Besprechung gewisser Erkrankungen und Zwischenfälle auch nochmals kurz auf das aufmerksam gemacht, was die Schwester besonders zu beachten hat. Es hat sich also eine Wiederholung in einigen besonders wichtigen Punkten nicht vermeiden lassen. Eine ganz scharfe Trennung zwischen dem, was die Pflegeschwester können muß, und dem, was sie nur wissen soll, schien mir schon deshalb gar nicht wünschenswert, weil die Tätigkeit der gut geschulten Pflegeschwester und die des Arztes manchmal ohne scharfe Grenze ineinander übergehen kann.

Grundsätzlich sind gewisse anatomische und physiologische Hinweise zu geben, das Gebiet der allgemeinen Chirurgie gemeinverständlich darzustellen und aus dem Gebiete der speziellen Chirurgie, soweit es Besonderheiten der Pflege mit sich bringt, das Wissenswerte herauszugreifen. Auch werden einige Handgriffe in der Urologie und in der Unfallskunde zu lehren notwendig sein. Das Verständnis der ersten Hilfe bei Unglücksfällen schließt das Gebiet des Wissens, welches Pflegern und Pflegerinnen übermittelt werden soll, ab.

Die entsprechenden technischen und theoretischen Vorbildungen allein genügen aber nicht, sondern es ist auch notwendig, die Ethik dieses Berufes dem Pflegepersonal klarzumachen und es für diese schwere und aufreibende Tätigkeit entsprechend zu unterrichten und vorzubereiten.

Der Verfasser.

Graz, April 1937.

Inhaltsverzeichnis.

Erster Teil.

	Seite
Begriff und Wesen der Chirurgie	1
Die Keimfreiheit (Asepsis) als Vorbedingung für den Aufschwung der neuzeitlichen Chirurgie	1

Erstes Kapitel. **Die Asepsis.**

Sterilisation	3
Vorbereitung der Instrumente	4
Vorbereitung des Nahtmateriales	5
Vorbereitung der Verbandstoffe	7
Vorbereitung des Patienten	9
Reinigung der Hände	12
Steriles Abdecken und Anziehen	13
Das Verhalten im Operationssaal	15

Zweites Kapitel. **Die erste Hilfe.**

Erste Hilfe bei den verschiedenen Wunden und Verletzungen	16
Die Blutstillung	19
Anlegung der typischen Esmarchschen Blutleere	21

Drittes Kapitel.
Die verschiedenen Arten der Wunden und Verletzungen.

Die Arten der Wunden	24
1. Schnitt- und Hiebwunden 24, — 2. Die Stichwunden 25, — 3. Die Rißquetschwunden (Vulnus lacero-contusum) 25, — 4. Die Bißwunde 25, — 5. Die Schußwunde 25, — 6. Die Pfählungsverletzungen 26, — 7. Brandwunden und Verätzungen 27.	
Thermische Verletzungen	27
Die Verbrennung 27, — Der Hitzschlag 28, — Der Sonnenstich 29, — Die Erfrierung 29, — Unterkühlung 30.	
Strahlenschäden	31
Die elektrischen Verletzungen	33
Der Blitzschlag	34
Die chemischen Verletzungen (Verätzungen)	34
Frakturen und Luxationen	35
Zertrümmerungsverletzungen	36
Innere Verletzungen und Darmrupturen	36
Zerreißung der Arteria meningea media	37
Gehirnerschütterung und Gehirnquetschung	37

Viertes Kapitel.
Die Behandlung der Frisch-Operierten.

	Seite
Allgemeine Maßnahmen zur Nachbehandlung Operierter	38
Maßnahmen bei Kopfoperationen	39
Die Wartung der Schädelverletzten	39
Die Behandlung nach Schädeloperationen	43
Maßnahmen nach Strumaoperationen	44
Maßnahmen nach Operationen der Speise- und Luftwege	45
Maßnahmen nach Thoraxoperationen	45
Die Brustfelleiterungen	46
Die Einengungsoperationen	47
Maßnahmen nach Bauchoperationen	48

Nach Blinddarmoperationen 48, — nach Dünndarmresektionen 48, — nach Dickdarmresektionen 48, — nach Magenoperationen 49, — nach Gallenblasenoperationen 49.

Maßnahmen bei Darmlähmung	50
Maßnahmen bei Magenatonie	51
Maßnahmen nach Operationen an den Extremitäten	51
Allgemeines über die Lagerung der Operierten	53

Fünftes Kapitel. Spezielle Pflegeakte.

Wartung aller Arten von Fisteln	53
Wartung von Patienten mit Erkrankungen im Bereiche des Afters und Mastdarmes	57
Die Behandlung der Gastrostomie	58
Wartung nach Tracheotomie	59
Wartung bei Blasenschwäche und Dauerkatheter	60
Das Verbinden	61

Sechstes Kapitel. Die wichtigsten Behandlungsarten.

Die verschiedenen Gelenkerkrankungen	62
Ruhigstellung von Knochen, Gelenken, Wunden und Entzündungen	65
Die Behandlung der Thrombose	66
Die Behandlung bei Venenerweiterungen (Varizen) und Krampfadergeschwüren (Ulcera cruris)	68
Die Behandlung der Hämorrhoiden und des Darmvorfalles (Prolaps)	70
Der Umgang mit Patienten, die an Nervenentzündung leiden	71
Die Behandlung des Brandes (Gangrän)	71
Das Wasserbett	73
Das Gipsbett	74
Die Strahlenbehandlung	75
Die Freiluftbehandlung	75

Inhaltsverzeichnis. VII

Siebentes Kapitel.
Vorbereitung zu einigen wichtigen Eingriffen. Seite

Vorbereitung zur Intubation 76, — zur Tracheotomie 77, — zur Punktion der Gelenke 78, — zur Speiseröhrenbougierung 78, — zur Ösophagoskopie 79, — zum Katheterismus, Dauerkatheter, Spülungen der Blase und Harnröhre 79, — von Infusionen 81.

Zweiter Teil.

Achtes Kapitel. Narkose.

Die Äthernarkose 82
  Stadien der Narkose 84, — Gefahren der Narkose 85, — Atmungsstörungen 85, — Maßnahmen bei Zwischenfällen von Seite der Atmung 85, — Künstliche Atmung 86, — Der Herzstillstand 87, — Maßnahmen bei Herzstillstand 87, — Die Herzmassage 87, — Die Störungen nach der Narkose 87.
Die Chloroformnarkose 88
Der Ätherrausch, Chloräthylrausch 88
Die Gasnarkose 89
Die intravenöse Narkose 89
Die Mastdarmnarkose 90
Die Basisnarkose 90

Neuntes Kapitel.
Komplikationen und Gefahren nach Operationen und Verletzungen.

Die postoperative Peritonitis (Bauchfellentzündung) 90
Die postoperative Thrombose und Thromboembolie 92
Die Fettembolie 94
Die Luftembolie 95
Die postoperative Pneumonie 96
Die Wundinfektion.. 96
Aufplatzen der Operationswunden 96
Soor... 96
Die Speicheldrüsenentzündung 97
Die postoperative Darmlähmung, Magenatonie, Blasenlähmung und Harnsperre (Anurie)...................... 97
Das postoperative diabetische Koma 97
Der Kollaps 98
Die Ohnmacht 98
Der Shock.. 98
Die postoperative Tetanie 99

Zehntes Kapitel. Die wichtigsten chirurgischen Erkrankungen.
Die Infektion 99
Die Entzündung 100

	Seite
Die infizierte Wunde	102
Die Blutvergiftung (Sepsis)	102
Der Gasbrand	103
Der Furunkel	104
Die Mastitis	104
Der Rotlauf	105
Der Schweine-Rotlauf	105
Die Knochenentzündung (Osteomyelitis)	105
Die Halsentzündung	106
Der Milzbrand	107
Die Maul- und Klauenseuche	108
Die Wutkrankheit	108
Der Wundstarrkrampf	108
Die Diphtherie	109
Die Serumkrankheit	110
Die Strahlenpilz-Erkrankung	111
Der Hundewurm	111
Die Syphilis in der Chirurgie	112
Die Tuberkulose	113
Die chirurgische Behandlung der Tuberkulose	113
Die Thorakoplastik	114
Die Knochen- und Gelenktuberkulose	114
Die tuberkulöse Wirbelsäulenerkrankung	115
Die Geschwülste	116
Die Behandlung der Geschwülste	117
Typische Zeichen häufiger Krebserkrankungen	118
Der Gesichtskrebs	120
Das Mal	120
Das Keloid	121
Die Erkrankungen der Schilddrüse	121
Ursachen des plötzlichen Wachstums einer Schilddrüse	123
Die Tetanie	123
Die englische Krankheit	123
Die Geschwürskrankheit des Magens und Zwölffingerdarms	124
Über verschluckte Fremdkörper	125
Die Entzündung des Mastdarms	126
Die Blinddarmentzündung	127
Der Darmverschluß	128
Erkrankungen der Gallenwege	128
Die Erkrankungen der Niere und der Harnwege	130
Die Harnfisteln	131
Die Zystoskopie 131, — Allgemeines Diätschema bei Harnsteinen 132.	
Die Harnblutungen	132
Die Bauchbrüche (Hernien)	132
Der Samenaderbruch (Varikozele)	134
Der Wasserbruch (Hydrozele)	134

Erster Teil.

Begriff und Wesen der Chirurgie.

Die Chirurgie ist jener Teil der Heilkunde, in welchem der erhoffte Heilerfolg durch räumlich wahrnehmbare Änderungen am erkrankten Organismus angestrebt wird. Als chirurgische Erkrankungen können daher solche Krankheiten bezeichnet werden, welche sich einer solchen sozusagen „mechanisch-technischen" Beeinflussung nicht entziehen. Wenn die fortschreitende Forschung für immer mehr Krankheiten eine solche Beeinflußbarkeit nachweist, so vergrößert sich damit die in das Gebiet der Chirurgie fallende Zahl der Erkrankungen. Umgekehrt kann durch die Neuentdeckung unblutiger Heilmethoden die Zahl der als chirurgisch zu bezeichnenden Erkrankungen wieder herabgesetzt werden. Die Grenzen der Chirurgie sind aber nicht nur schwankend, sondern auch durchaus nicht scharf zu ziehen, weil einerseits der Chirurg manche Heilmethoden der inneren Medizin heranziehen muß und umgekehrt der Internist bei manchen, sonst in das Gebiet der inneren Medizin fallenden Erkrankungen oft Maßnahmen ergreifen muß, die für sich allein betrachtet schon als „chirurgisch" bezeichnet werden müssen.

Der Name „Chirurgie" kommt vom griechischen Worte Cheir (= Hand), weil in diesem Teilgebiet der Heilkunde eben direkt „Hand angelegt" wird. Die Chirurgie ist operative Heilkunde. Der Ausdruck „operieren" kommt vom lateinischen „operor", welcher so viel heißt wie „ich arbeite an etwas".

Die Keimfreiheit (Asepsis) als Vorbedingung für den Aufschwung der neuzeitlichen Chirurgie.

Es liegt in der Natur der Sache, daß bei den chirurgischen Arbeitsmethoden sehr oft eine Wunde gesetzt werden muß. Doch trotz hinreichend genauer Kenntnis der Anatomie, welche bei den Operationen die Verletzung wichtiger Gebilde verhütete, bedeutete bis vor nicht allzu langer Zeit jeder operative Eingriff eine schwere Gefährdung des Lebens. Denn durch die Wunde, welche ja der schützenden Haut entbehrt, drangen Bakterien, das sind kleine Lebewesen, ein und brachten als unsichtbarer, unheimlicher Feind dem Patienten den Tod. Den wahren Zusammenhang ahnten die Ärzte lange nicht, und die Ursache ihrer vielen tragischen Mißerfolge war ihnen ein Rätsel. Das geschickteste Operieren scheiterte an diesem unbekannten Feinde. Endlich wurde dieses Problem durch den Wiener Arzt SEMMELWEISS geklärt: SEMMELWEISS hatte nämlich beobachtet, daß einer seiner Kollegen, welcher sich bei der Sektion einer Leiche geschnitten hatte, unter ganz denselben Erscheinungen zugrunde ging wie viele Wöchnerinnen, die von Studenten untersucht worden waren, die vorher an Leichen gearbeitet hatten. Blitzartig erhellte sich für SEMMELWEISS der Zusammenhang, daß hier die gleiche Ursache vorliegen und das Kindbettfieber von den Leichen herstammen müsse. Und so ließ SEMMELWEISS die ihm anvertrauten Wöchnerinnen nicht mehr von Studenten untersuchen, lehrte das Reinwaschen der Hände und eine rapide Abnahme der Infektionen erwies die Richtigkeit seines Gedankenganges.

In weiterer Folge wurde durch den Ausbau der Asepsis (Keimfernhaltung) die Gefahr bei jeglichen operativen Eingriffen so erheblich herabgesetzt, daß erst unter diesen neuen Bedingungen der Aufschwung der neuzeitlichen Chirurgie möglich war.

Erstes Kapitel.

Die Asepsis.

Asepsis heißt auf deutsch soviel wie „Keimfernhaltung". Antisepsis heißt „Keimtötung" (wörtlich übersetzt „Gegenfäule"). Im engeren Sinne des Wortes verstehen wir unter Antisepsis die „Keimtötung" in der Wunde, während wir die Keimtötung auf den Instrumenten, dem Verbandzeug und den Händen des Operateurs als „Sterilisation" (= Unfruchtbarmachung oder Tötung der Keime) bezeichnen. So ist der Sprachgebrauch.

Die Tötung der Keime in der Wunde, also die Antisepsis, wird bei reinen Operationswunden seltener geübt, weil die chemischen Mittel, welche die Keime töten, auch die Lebensfähigkeit der Gewebe in der Wunde schädigen. (So kann z. B. durch Karbol ein Absterben der Finger verursacht werden.) Die Erfahrung hat gelehrt, daß die Keimfernhaltung, also die

Asepsis, genügt. Die Wunden bleiben rein, also aseptisch, wenn sie nur durch aseptische Instrumente in aseptischer Umgebung entstehen und nur mit aseptischen (also sterilen) Gegenständen in Berührung kommen. Die Instrumente und Gegenstände sind aber nur dann aseptisch (oder „steril"), wenn wir alle ihnen etwa anhaftenden Keime sicher getötet oder entfernt, wenn wir sie also sterilisiert haben.

In dem nun folgenden Kapitel werden die genauen Verhaltungsmaßregeln zur Erreichung einer guten Asepsis gegeben, und wir beginnen mit ihrer wichtigsten Vorbedingung, mit der

Sterilisation.

Unter Sterilisation versteht man die Herbeiführung jenes Zustandes, bei welchem die etwa vorhandenen Bakterien getötet oder entfernt oder unschädlich gemacht werden, so daß ihre Vermehrung, bzw. ihr Vorkommen bei der Behandlung von Wunden unmöglich geworden ist. Dieser weitgefaßte Begriff war durchaus nicht seit alters her bekannt.

Wir bezeichnen einen Gegenstand als „steril", wenn er *sicher* keimfrei ist. Diese Sicherheit ist nur dann gegeben, wenn der Gegenstand einem Vorgang unterzogen wurde, der alle ihm etwa anhaftenden Keime tötet oder entfernt. Praktisch kommt in den meisten Fällen nur die Tötung der Keime in Betracht. Diese kann erzielt werden: a) physikalisch (durch Hitze), b) chemisch (durch Antiseptika). Die Sterilisation der Hände nimmt eine Sonderstellung ein und wird daher gesondert besprochen.

Was immer auch mit Wunden in Berührung kommt, muß steril sein; denn nur so hat man die Gewähr, daß keine lebensbedrohenden Keime in die Wunde eingebracht werden. Der Begriff der Sterilität ist noch kaum 70 Jahre alt, und es war eine systematische Entwicklung von der Kenntnis der Bakterien notwendig, um die Sterilisation als solche entsprechend auszubauen.

Unter Antisepsis (Gegenfäulnis) versteht man das Abtöten der Keime in der Wunde oder die mechanische Entfernung der Keime aus der Wunde, und unter Asepsis das Fernhalten der Krankheitserreger von der Wunde überhaupt!

Nicht alle Keime sind krankheitserregend. Es gibt eine Reihe von Keimen, welche für den Menschen unschädlich sind (z. B. die normale Gärung oder die Milchsäurebakterien). Die Bakterien wurden das erstemal von PASTEUR näher erforscht, der auch den schädigenden Einfluß der Hitze auf diese kleinsten Lebewesen nachwies. KOCH entdeckte den Milzbrandbazillus und vor allem den Tuberkelbazillus und zeigte die Züchtung der verschiedenen Bakterienarten auf festen Nährböden.

Zuerst versuchte man die *Antisepsis*: So trachtete LISTER mit Hilfe von $2^1/_2$—$5^0/_0$igem Karbolspray die krankheitserregenden Keime in der Wunde und in der Luft abzutöten. SEMMELWEISS bewies die Gefahr der Kontaktinfektion und begründete die *Asepsis*, welche noch heute die Grundlage der modernen Wundbehandlung ist. Die Antisepsis, welche noch in den letzten Jahrzehnten mit *Karbol* durchgeführt wurde, wird heute nicht mehr gemacht, denn Umschläge mit Karbol rufen eine Eintrocknung der Haut hervor und können das Absterben von Geweben und sogar von Fingern bedingen. Auch die Verwendung von Karbol zur Reinigung wird nicht mehr befürwortet, weil der starke Geruch unangenehm ist.

Die Abtötung von Keimen ist also mit chemischen Mitteln möglich oder auf physikalischem Wege zu erreichen. Chemische Mittel sind beispielsweise Sublimat ($0,1^0/_0$ig), Alkohol ($70^0/_0$ig), Jodtinktur ($5^0/_0$ige alkohol. Jodlösung) und Jodbenzin; ferner wird z. B. zur Reinigung von Wunden Jod-Pregl-Lösung, Wasserstoffsuperoxyd oder Rivanol unter bestimmten Voraussetzungen vom Arzte verwendet.

Physikalische Mittel zur Keimtötung sind strömender Wasserdampf, gespannter Wasserdampf, kochendes Wasser, heiße Luft, also Einwirkungen verschiedener Hitzearten. Unter strömendem Wasserdampf versteht man bei 100° C strömenden Dampf kochenden Wassers. Unter gespanntem Wasserdampf versteht man Wasserdampf, der unter erhöhtem Druck (also mehr als einer Atmosphäre) steht und sicher über 100° heiß ist, weil unter erhöhtem Druck das Wasser erst bei mehr als 100° siedet. Die *trockene* Sterilisation wird am häufigsten bei 120—180° im Trockenschranke durchgeführt.

Vorbereitung der Instrumente.

Die heute im Gebrauche stehenden Instrumente sind entweder vernickelt oder sie bestehen aus Edelstahl. Vernickelte Instrumente sind deshalb empfindlicher, weil das Nickel bei längerem Gebrauch abspringen kann. Die Instrumente sind zur Gänze aus Metall und müssen vor und nach Gebrauch genau gereinigt werden. Gelenkartige Verbindungen bei Instrumenten sollen von Zeit zu Zeit mit sterilem Öl gereinigt werden. Die endgültige Vorbereitung dieser Instrumente erfolgt durch zehn Minuten langes Kochen, mit Ausnahme von Instrumenten zum Schneiden. Dem Wasser wird Soda zugesetzt, weil Soda die Härte des Wassers vermindert, außerdem keimtötend wirkt und das Nickel schont. Ein Messer, auch Skalpell genannt, wird in $70^0/_0$igem Alkohol aufbewahrt und dann nur 1 bis 2 Minuten in kochendes Wasser getaucht, also mit steriler Zange gefaßt und in das kochende Wasser hineingehalten. Nach Abkühlung sind die Instrumente gebrauchsfertig und dürfen mit unsterilen Händen oder Gegenständen nicht mehr berührt werden.

Vorbereitung des Nahtmaterials.

Die Vorbehandlung und Vorbereitung des Naht- und Unterbindungsmaterials ist ganz besonderes Augenmerk zuzuwenden, weil mangelhafte Sterilisation eine Vereiterung der Wunden bedingen kann, oder langwierige Fadeneiterungen die Folge sein können. Zur Unterbindung von blutenden Gefäßen, zur Naht der Haut oder des Gewebes werden Seide, Zwirn oder Katgut verwendet. Zur Naht von Knochen können Metalldrähte, Metallplatten oder auch eigens präparierte Sehnen von Tieren, z. B. vom Känguruh verwendet werden.

Die Vorbereitung der Seide erstreckt sich vor allem darauf, daß Seide, bevor man sie sterilisiert, in einfacher Lage auf Glasspulen oder Rahmen zu wickeln ist. Die einfach gewickelte Seide kann in $1^0/_{00}$iger Sublimatlösung unbedenklich ausgekocht werden, das Kochen der dünnen Seide erfolgt durch 5 bis 10 Minuten, das Kochen dicker Seide durch 10—20 Minuten. Nach dieser Behandlung wird die nun gebrauchsfertige Seide in Alkohol eingelegt, der $96^0/_0$ig ist, damit die Seide entquellen kann. In Standgefäßen von einem Liter Inhalt werden die Seidenspulen, welche für die verschiedenen Fadenstärken entsprechend verschieden gefärbt sind und meist aus Glas oder Porzellan hergestellt werden, tagelang eingelagert. Die Denaturierung des Alkohols soll nicht mit Äther erfolgen, wenn möglich soll der Alkohol überhaupt nicht denaturiert werden. Einlegen in Äther oder in mit Äther denaturierten Alkohol ist nicht empfehlenswert, weil die Seide durch diese Behandlung an Zug- und Reißfestigkeit viel einbüßt.

Die Zwirnsterilisation vollzieht sich nach der gleichen Weise. Das Katgut, welches aus den Dünndärmen von Ziegen und Schafen gewonnen wird, ist eine empfindliche organische

Substanz und darf nicht gekocht werden. Es kommt, von verschiedenen Firmen schon steril geliefert, in den Handel und wird ebenfalls vor dem Gebrauch eine Zeitlang in Alkohol eingelegt. (Schlecht sterilisiertes Katgut kann Milzbrand, Starrkrampf und Gasbrand erzeugen.)

Weil das Katgut der Sterilisierung gewisse Schwierigkeiten entgegensetzte, so haben einige Chirurgen es sich zum Prinzip gemacht, nur mit Seide zu nähen. Das Katgut hat aber den Vorteil, daß es im Körper gänzlich aufgelöst wird und somit kein Fremdkörper zurückbleibt. Daher soll hier eine Art der Katgutnachsterilisation angegeben werden, die an einigen Spitälern mit allerbestem Erfolge geübt wird: Das von der Fabrik vorsterilisiert gelieferte Katgut (hierbei wird der Fabriksmarke keine sehr große Bedeutung beigemessen) kommt in eine Metalldose, welche ganz mit absolutem Alkohol gefüllt ist und deren Deckel fest zugeschraubt wird. Diese nunmehr vollkommen dicht abgeschlossene Dose wird durch zehn Minuten in kochendes Wasser gelegt, sodann mit einer Zange herausgenommen und unter der Wasserleitung abgekühlt. Nach dem Erkalten wird die Dose vorsichtig aufgeschraubt und das Katgut mit einer sterilen Zange auf aseptische Weise entnommen. Wichtig ist, daß der Alkohol absolut wasserfrei ist, weil sonst das Katgut quillt. Diese Wasserfreiheit erreicht man, indem man dem absoluten Alkohol, den man käuflich erhält und der etwa 96—98$^0/_0$ig sein dürfte, in einem sorgfältig verschlossenen Gefäß entwässertes weißes Kupfersulfat zusetzt und mit demselben schüttelt. Dieses entwässerte weiße Kupfersulfat entzieht dem Alkohol gierig seine letzten Wasserreste, weil es dieselben als Kristallwasser aufnimmt und dabei blau wird. Für zehn Teile Alkohol genügen etwa eineinhalb Teile Kupfersulfat. Probeweise kann man sich von der gelungenen Entwässerung dadurch überzeugen, daß man noch eine kleine Menge weißen Kupfersulfates zusetzt: bleibt dieses weiß, dann ist der Alkohol wasserfrei. Das blaugewordene Kupfersulfat entzieht natürlich kein Wasser mehr.

Das metallische Nahtmaterial wird den Instrumenten zum Auskochen beigelegt.

Ein Grundsatz der Vorbereitung jedweden Materials für Operationen gilt von vornherein, nämlich alle diese Gegenstände von jeder Infektion fernzuhalten. Praktisch bedeutet die Befolgung dieser Forderung, daß jede Pflegeperson auf die Reinhaltung ihrer Hände auch im Dienste an sich schon besonders zu achten hat.

Vorbereitung der Verbandstoffe.

Zum Verbinden oder für Operationen werden verschiedene Verbandstoffe, Tücher oder Gaze verwendet. Ein gut saugender Verbandstoff muß vorher entfettet sein, um Flüssigkeit leicht aufnehmen zu können. Daher nimmt man als Tupfermaterial entfettete, sogenannte hydrophile, d. h. Wasser anziehende Gaze. Diese Gaze wird großen Betrieben meterweise in verschiedener Breite geliefert und muß entsprechend vorbereitet werden.

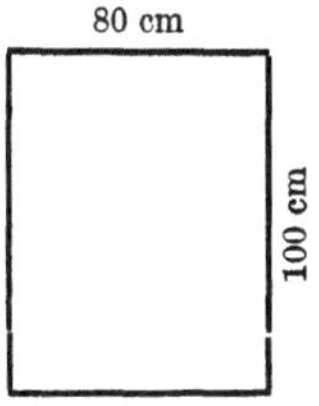

Der Mullstoff, auch Gaze genannt, hat meistens eine Breite von 80 cm. Die Herstellung der einzelnen Verbandmaterialien, das sind Tupfer, große und kleine gelegte Gaze, Perltücher, große Tücher, Abstopfrollen, geschieht folgendermaßen: Ein Stück groben Mullstoffes wird aufgelegt, und zwar so, daß die Bruchkanten rechts und links, die Stoffkanten oben und unten liegen (80 cm/100 cm 12fach gelegt). Kleine Tupfer schneidet man rechts und links von zirka 20 cm Breite ab, der mittlere Rest hat eine Breite von zirka 40 cm. Die seitlichen Teile werden 2mal durchschnitten, der mittlere Teil nur 1mal. Aus der Mitte können entsprechend einer doppelt gelegten Mullstofflage Tupfer gelegt werden. Die seitlichen Teile bleiben doppelt gelegt, die mittleren 1fach. Beim Zusammenlegen dieser Mullstoffflächen muß darauf geachtet werden, daß die Ränder eingeschlagen sind und daß keine Mullfaser durch Ausfaserung des Randes beim Operieren im Gewebe zurückbleiben kann. Schlecht gelegte Gaze splittert auf, und diese Faserreste können im Gewebe Störungen verursachen (Abb. 2).

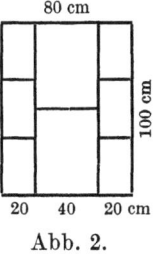

Abb. 1.

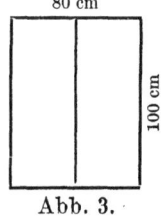

Abb. 2.

Große gelegte Gaze wird folgendermaßen vorgerichtet: Ein Stück Mull wird in der Mitte durchschnitten, die Teile werden 6fach zusammengelegt (keine Fasern vorstehen lassen) (Abb. 3).

Abb. 3.

Kleine gelegte Gaze wird derart vorbereitet, daß die großen Teilstücke noch einmal quer durchschnitten werden, so daß von einem Stück Mull vier Teile entstehen; dann ebenfalls so zusammenlegen, daß keine Fasern vorstehen (Abb. 4).

Die Perltücher bestehen aus 1 m feinem Mull, welcher 4fach

zusammengelegt wird und am Rande abgenäht ist. An einer Ecke wird mit einem zirka 20 cm langen Bändchen eine Perle oder ein Metallring befestigt.

Für Bauchoperationen werden kleine, abgenähte Tupfer hergestellt aus 6fach gelegtem feinem Mull in einer Größe von zirka 10 : 10 cm. Je zehn dieser Tupfer werden mittels eines roten Fadens zu einem Päckchen vereinigt, d. h. jeder Tupfer entspricht einem roten Faden. Diese Faden werden geknüpft und stehen noch beim Knüpfen vor. Bei Gebrauch schneidet die Schwester diese Faden ab und hat dadurch nach beendeter Operation die Möglichkeit, die Kontrolle, ob alle Tupfer noch vorhanden sind, durchzuführen. Auch bei einem Irrtum in der Menge der Tupfer ergibt sich beim Zählen der roten Faden nach der Operation eine einwandfreie Kontrolle.

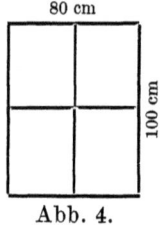
Abb. 4.

Die Herstellung sogenannter halber Rollgaze oder Longetten für Abstopfungen kann mit Hilfe der Seitenteile beim Schneiden von 1 m Mullstoff leicht vorgenommen werden. Doppelte Lage Mull wird 20 : 60 : 20 cm geschnitten. Die gewonnenen Teile werden eingeschlagen, die Breite ist nach Bedarf verschieden bestimmbar (zirka 7 cm). Der Ansatz wird wieder mit Bändchen und Metallring armiert (Abb. 5).

Tupfer und Gaze können mehrmals verwendet werden; sie müssen nach dem Gebrauche sorgfältig gewaschen, dann der Sterilisation unterworfen werden und kommen meist feucht in Gebrauch. Die Saugkraft ist nach mehrfachem Gebrauch etwas vermindert. Am besten saugt natürlich neues Material.

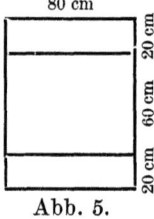
Abb. 5.

Herstellung der Abstopfrolle: Zum Abstopfen, d. h. zum Abhalten von Eingeweiden, besonders bei Bauchoperationen, bedient man sich sogenannter Abstopfrollen. 5 m Mull werden der Länge nach auf $2^1/_2$ m Länge durch einmaliges Doppeltlegen gekürzt. Es liegen also jetzt $2^1/_2$ m Mull in doppelter Lage vor. Dann wird die Breite 3fach eingeschlagen, die Ränder werden eingesäumt. Diese nur $2^1/_2$ m lage Gaze, etwa 26 cm breit, wird am Rande genäht und mehrfach durch Zickzacknaht durchgenäht, damit ein weiteres Einrollen beim Gebrauche verhindert wird. Nun wird die Rolle gebildet und entsprechend ihrer Größe nach Bedarf verwendet.

Als Verbandmaterial verwendet man auch in Mullstoff eingeschlagenen sterilen Zellstoff. Man nennt diese Päckchen, welche in verschiedener Größe und Dicke gebraucht werden, Kissen. Die gebräuchlichsten Maße sind 6 : 10, 10 : 14, 14 : 20 und 20 : 30 cm. Der Zellstoff wird in entsprechender Größe geschnitten und in 1facher oder doppelter Mullage so eingeschlagen, daß keine freien Zellstoffreste bleiben, damit nicht Zellstoff in der Wunde haften bleibt.

Für das Abkleben reiner Wunden verwendet man Lintstreifen, welche aus doppelt aufgerauhtem Barchent bestehen, deren Länge beliebig sein kann, deren Breite 4 cm beträgt.

Für Abdeckungen von Eingeweiden werden manchmal große Tücher verwendet, welche aus 4fach gelegtem Mull bestehen, am Rande eingesäumt und in einer Ecke mit einer Perle versehen werden müssen (80/100 cm 4fach gelegt).

Alle Tücher, Kompressen, Tupfer und Mäntel werden in Verbandtrommeln eingepackt.

Die Trommel besteht aus einer mehrfach gelochten und verschließbaren Metallkassette, die innen mit Flanell oder starkem Tuch ausgekleidet ist. Durch die bestehenden Löcher der Metallbüchse findet das Durchströmen des heißen Wasserdampfes zur Sterilisation und dann der heißen Luft zur nachträglichen Trocknung der Wäsche statt.

Die innere Auskleidung der Trommel darf niemals zerrissen oder löchrig sein, weil sonst nach der Sterilisation Keime eindringen könnten. Außerdem muß die Trommel gut verschlossen sein, damit der Deckel nicht lose werden kann oder abspringt. Tritt dieser Fall jedoch ein, so ist es notwendig, den gesamten Inhalt der Trommel neuerlich zu sterilisieren.

Die Sterilisation führt in großen Krankenhäusern eine zentrale Anstalt durch, in kleinen Spitälern die Operationsschwester selbst.

Die Bedienung eines solchen Apparates muß unbedingt praktisch je nach Modell geübt werden, so daß von einer Erklärung Abstand genommen wird.

Vorbereitung des Patienten.

Damit die Operationswunde aseptisch bleibe, ist es selbstverständlich unbedingt notwendig, jene Körperstelle, an welcher der Schnitt geführt wird, keimfrei zu machen. Nicht in allen Spitälern wird hierbei dieselbe Methode angewandt. Es seien einige der gebräuchlichsten Arten beschrieben: Eine auf Grund vielfacher Erfahrung vollkommen ausreichende Art der Sterilisierung ist das einfache Anstreichen mit 5%iger Jodtinktur. In ganz seltenen Fällen kommt es dabei allerdings vor, daß der Patient jodempfindlich ist und dann einen starken Ausschlag bekommt, der aber stets bald wieder zurückgeht. An der Grazer chirurgischen Klinik wird zuerst 1mal mit Jodbenzin und dann 2mal mit 70%igem Alkohol gewaschen. (Jodbenzin ist eine echte, also violette Lösung von Jod in Benzin, welcher etwas Paraffin zugesetzt ist, damit die Haut nicht zu stark angegriffen wird.) — Bei Kropfoperationen, wo man Jod zu vermeiden trachtet, wäscht man vielfach die Haut des Operationsgebietes 2mal mit Benzin und dann 2mal mit Alkohol. An manchen Kliniken wird auch zuerst mit Pikrinsäure und dann mit 5%iger Jodtinktur (alkoholische braune Jodlösung) gewaschen.

Stets wird das Waschen des Operationsgebietes so vorgenommen, daß ein steriler Tupfer mit einer sterilen Zange gehalten und so viel von der desinfizierenden Flüssigkeit auf ihn gegossen wird, als er aufzunehmen vermag. Dann wird mit dem in der Zange festgehaltenen Tupfer gewaschen. Dabei gilt als Grundsatz, daß mit jedem Tupfer immer zuerst das Operationsgebiet und dann erst die weitere Umgebung gewaschen wird. Mit dem Tupfer, mit welchem die weitere Umgebung des Operationsgebietes gewaschen wurde, darf nicht mehr gegen das Operationsgebiet hin gewischt werden. Dies muß besonders in Körpergegenden beachtet werden, die meist reicher an Keimen sind, also z. B. bei der Achselhöhle, in der Schenkelbeuge, beim Nabel, After oder der Scheide. Sämtliche im Operationsgebiet oder in der Nähe desselben befindlichen Haare sind schon tags zuvor sorgfältig abzurasieren. Das Rasieren im Operationssaal ist nur im Notfalle zulässig, weil durch herumfliegende Haare die Asepsis gestört werden könnte. Stets muß auch die weitere Umgebung des Operationsgebietes gewaschen werden; also z. B. bei Kropfoperationen wird von etwas oberhalb des Unterkieferrandes bis zu den Brustwarzen und seitlich beiderseits bis gegen die Hinterseite des Halses zu gewaschen. Bei Blinddarm- und Leistenbruchoperationen wird oberhalb des Nabels bis unter die Schenkelbeuge, ferner der ganze Unterbauch und auf der Seite der Operation auch die Lendengegend gewaschen. Bei Gelenkoperationen wird bis mindestens drei Handbreiten oberhalb und unterhalb des Gelenkes gewaschen.

Muß ein ganz ausnahmsweise großes Gebiet gewaschen werden, das mit den sonst verwendeten kleinen Tupfern schwer zu bestreichen ist, dann nimmt man die Waschung so vor, daß man über die steril gewaschenen Hände Zwirnhandschuhe anzieht, nun in jede Hand einen großen Tupfer nimmt, sich von jemandem die desinfizierende Flüssigkeit über denselben gießen läßt und nun mit beiden Händen wäscht. Ist man aber an der nun folgenden Operation irgendwie beteiligt, muß man nach dem auf diese Art vorgenommenen Waschen unbedingt seine Hände nochmals gründlich mit Alkohol abspülen.

Neben der nun ausführlich geschilderten Gründlichkeit bedarf das Waschen manchmal auch einer gewissen Vorsicht. So darf beim Waschen in der Nähe des Gesichtes nicht herumgespritzt werden, damit die desinfizierenden Flüssigkeiten dem Patienten nicht ins Auge spritzen, was enorm schmerzhaft wäre. Ebenso darf der Tupfer *nicht zuviel* Flüssigkeit enthalten, damit dieselbe nicht etwa beim Waschen der Stirne in die Augen oder beim Waschen des Unterbauches in die Schenkelbeuge rinnt. Letzteres ist namentlich bei Jodbenzin zu vermeiden, denn in der Schenkelbeuge kann das Jodbenzin nicht verdunsten, weil Haut auf Haut liegt, und so werden Verätzungen erzeugt. Empfindliche Stellen sind mit Vorsicht zu waschen, denn Jod brennt z. B. am Hodensack und am After sehr stark.

Die hier angegebenen Arten der Waschung reichen für die allermeisten Operationen vollkommen aus. Bei Operationen jedoch, wo besonders infektionsempfindliche Gebiete eröffnet werden, so z. B. vor Kniegelenkoperationen, verläßt man sich am besten auf diese einmalige Reinigung nicht ausschließlich, sondern man wäscht schon tags zuvor das Knie und seine Umgebung sorgfältig mit warmem Wasser und Seife, hernach mit $70^0/_0$igem Alkohol und verbindet mit sterilem Verbandstoff, um jede weitere Verunreinigung nach dieser „Vorsterilisierung" fernzuhalten. Erst im Operationssaal nimmt man dann den Verband ab, ohne das Operationsgebiet mit einem unsterilen Gegenstand zu berühren, und wäscht dann genau so, wie es schon beschrieben wurde.

Weil von der Vorbereitung der Patienten die Rede war, sollen noch einige allgemeingültige Grundsätze angeführt werden, obwohl dieselben das hier behandelte Thema der Asepsis nicht direkt betreffen: Jede Krankenpflegerin möge darauf achten, daß der Patient schon mindestens einen Tag vor der Operation gut abgeführt werde und tags zuvor, wenn es sein Zustand erlaubt, ein Bad nimmt. Der allgemeinen Körperpflege ist erhöhte Aufmerksamkeit zu schenken, sie ist oft, wenn auch nur indirekt, ein nicht zu unterschätzendes Hilfsmittel der Asepsis. Jede Aufregung ist vom Patienten fernzuhalten. Am Vorabend der Operation soll der Patient nur ein leichtes Nachtmahl zu sich nehmen, vor der Operation prinzipiell nüchtern bleiben, und bevor er in den Operationssaal geschafft wird, sollen Zahnprothesen entfernt und der Harn entleert werden. Endlich ist dem Patienten zur Fahrt in den Operationssaal und besonders aus dem Operationssaal eine warme Decke zu geben.

Reinigung der Hände.

Als wichtigster Grundsatz hat bei der Krankenpflege die Nichtbeschmutzung der Hände von vornherein zu gelten. Bei schweren Infektionen, wo Übertragungsgefahr für andere Patienten oder Pflegepersonen selbst besteht, ist es manchmal notwendig, Gummihandschuhe zu verwenden.

Das Waschen der Hände wird mit heißem, wenn möglich fließendem Wasser, Seife und Bürste zehn Minuten lang durchgeführt. Dann wird durch zwei Minuten mit 70%igem Alkohol nachgewaschen. Im allgemeinen genügt dieses Vorgehen, kann aber noch mit einer kurzen Waschung mit 1%iger Quecksilber-Oxyzyanat-Lösung ergänzt werden. Heißes Wasser ist praktisch keimfrei, d. h. für den Menschen krankheitserregende Bakterien kommen darin kaum vor. Die alkalische Seife läßt die Haut quellen und mit der Bürste werden die oberflächlichen, zum Teil mit Keimen beladenen Schichten der Haut mechanisch entfernt. Dabei ist besonders auf die Zwischenfingerräume, auf den Nagelfalz und Unternagelraum zu achten. Im allgemeinen empfiehlt es sich, kurzgeschnittene Nägel zu tragen, so daß ein Ansatz von Schmutz im Unternagelraum überhaupt nicht möglich ist. Die Waschung mit Alkohol bezweckt, diese Keime, welche noch allfällig zurückgeblieben sind, zu schädigen, weil man weiß, daß Alkohol härtet und fixiert, d. h. das Eiweiß des Bakterienleibes so verändert, daß sie nicht mehr krankheitserregend wirken können. So erfolgt also die Sterilisation der Hände teils durch mechanische Entfernung der der Haut anhaftenden Keime, teils durch Tötung, bzw. Unschädlichmachung (Fixierung) dieser Keime mit Hilfe chemischer Mittel (Alkohol, Sublimat). Die Waschung muß bis zum Ellenbogen erfolgen.

Bei dem Gebrauch von Gummihandschuhen muß die Pflegeperson wissen, daß — falls man sie auskocht — sie ihre Elastizität verlieren und das Auskochen schlecht vertragen.

Gebrauchte Gummihandschuhe werden folgendermaßen gereinigt: Die beschmutzten Handschuhe werden mit Seife und warmem Wasser gewaschen und die so gereinigten Handschuhe 1mal kurz durch heißes Wasser gezogen. (Längeres Kochen schädigt den Handschuh, er verliert seine Elastizität.) Die nun nassen Handschuhe können entweder mit mehrmaligem Wenden längere Zeit an der Luft getrocknet werden, oder man legt dieselben zwischen zwei Tücher, trocknet sie sorgfältig ab (außen und innen) und staubt dieselben mit Talcum venetum innen ein, um das Anziehen der Gummihandschuhe zu erleichtern. Dieser Vorgang genügt für Handschuhe, die zu Untersuchungen verwendet werden.

Sollen Gummihandschuhe für Operationen vorbereitet werden, so müssen dieselben mit Talkum eingestaubt und in jeden Gummihandschuh ein mit Talkum eingestaubter Zwirnhandschuh eingelegt werden. Außerdem sind diese Handschuhe in Leinentücher eingeschlagen. In dieser Packung können Gummihandschuhe zur Sterilisation in Sterilisiertrommeln abgegeben werden, weil dadurch das Zusammenkleben von Teilen der Handschuhe verhindert wird. Die Sterilisation erfolgt dann im strömenden Wasserdampf mit nachfolgender Trocknung in heißer Luft.

Bevor man die Gummihandschuhe zur Sterilisation gibt, muß man sich unbedingt durch Einblasen von Luft davon überzeugen, daß sie dicht sind und nicht etwa irgendwo eine kleine Lücke haben. Denn selbst die kleinste Lücke ist sehr gefährlich, und zwar bei eitrigen Operationen für den Operateur, dessen Hand durch diese Lücke einer oft sehr gefährlichen Infektion ausgesetzt ist, bei reinen, aseptischen Operationen aber für den Patienten, weil die Hand des Operateurs im Gummihandschuh stets etwas schwitzt, wodurch der sogenannte „Handschuhsaft" entsteht, der ziemlich viel Keime enthält, trotz sorgfältigster Händereinigung; durch das Schwitzen kommen stets Keime aus den tieferen Schichten der Haut an die Oberfläche. Während also ein guter Gummihandschuh die Asepsis noch sicherer gestaltet als bloße sorgfältige Händereinigung, wird die Asepsis durch einen durchlöcherten Gummihandschuh ernstlich gefährdet.

Steriles Abdecken und Anziehen.

Zur Schaffung einer aseptischen Umgebung, welche auch eine wichtige Voraussetzung für die Reinerhaltung der Operationswunde ist, werden alle jene Stellen, auf denen Instrumente abgelegt werden oder mit welchen der Operateur oder seine Assistenz im Verlaufe seiner oft langwierigen Arbeit in Berührung kommen könnte, mit sterilen Tüchern doppelt belegt. Man nennt dies das „sterile Abdecken". Bei ganz kleinen Eingriffen genügt oft das Sterilisieren der Instrumente und der Haut des Operationsgebietes, wenn der ganze Verlauf des Eingriffes so einfach ist, daß der Operateur die Asepsis ganz überblicken kann. Wenn ein größerer Eingriff in Frage kommt, müssen alle beteiligten Personen steril angezogen und die ganze Umgebung des Operationsgebietes steril abgedeckt werden, damit gleichsam eine „sichere aseptische Zone" geschaffen ist, durch welche unversehentliche Störungen der Asepsis sicher vermieden werden.

Es folgt nun eine Schilderung der vor einer Operation vorzunehmenden Vorbereitungen zur Wahrung der Asepsis: Zuerst nimmt man eine Gummischürze um, dann wäscht man sich die Hände durch zehn Minuten in der bereits beschriebenen Weise. Dann läßt man sich die Gummischürze abtrocknen, öffnet mit dem Fuße durch ein Pedal eine Sterilisiertrommel, in welcher sterilisierte Tücher und Mäntel enthalten sind. Zuerst entnimmt man ihr eine sterile Haube und Maske und läßt sich dieselbe von einer helfenden Person aufsetzen, bzw. umbinden. Dann entnimmt man der Trommel einen sterilen Mantel und rollt ihn so auf, daß er frei in der Luft hängt und mit nichts, also auch nicht mit dem Körper in Berührung kommt. Diese Mäntel sind so gemacht, daß sie vorne aus einem Stück bestehen und an der Rückseite zum Zubinden sind. Daher kann man, den Mantel frei vor sich in der Luft haltend, mit beiden Armen in die Ärmel schlüpfen, hält dann die Arme etwas hoch und läßt von einer helfenden Person, welche von hinten an einen herantritt und den Mantel nur hinten anfassen darf, den Mantel ganz anziehen und hinten zubinden. Sodann bedeckt man einen Tisch doppelt mit sterilen Tüchern. Auf diesen Tisch stellt dann der Laborant die mit zwei Haken aus dem Sterilisierkessel gehobene Tasse mit Instrumenten. Mittlerweile hat einer von den bereits gewaschenen Assistenten das Operationsgebiet gewaschen, und nunmehr deckt die Schwester den ganzen Operationstisch mit sterilen Tüchern derart doppelt ab, daß nur das Operationsgebiet fensterartig frei bleibt. Die Größe dieses Fensters hat sich nach der Art des Eingriffes zu richten, doch besteht die unumstößliche Forderung, daß nach allen Richtungen hin mindestens noch zwei Handbreiten weit über die Umgrenzung des Fensters hinaus gewaschen worden ist.

Die Abdecktücher werden untereinander mit Wäscheklemmen festgehalten (das sind kleine metallische hirschkäferartige Klemmen). Soll an einem Arme oder Beine ein größerer Eingriff vorgenommen werden, so hat dieses Glied von einer helfenden Person während des Waschens, das unbedingt rundherum erfolgen muß, frei in der Luft gehalten zu werden. Sodann wird ein steriles Tuch untergeschoben und das Glied auf diese sterile Unterlage aufgelegt und dann in normaler Weise abgedeckt. Als allgemeiner *Grundsatz beim Decken gilt, daß ein einmal gelegtes Tuch niemals gegen das Operationsgebiet hin verschoben werden darf*, denn dort, wo es auf nicht gewaschenes Gebiet aufzuliegen kam, ist es sofort unsteril. Durch die Verschiebung gegen das Operationsgebiet hin würden somit unsterile Teile des Tuches dem Operationsgebiet genähert. Ein Tuch, das einmal liegt, muß liegenbleiben oder direkt abgehoben und entfernt werden. Ist dagegen das Fenster in der Abdeckung zu klein ausgefallen, so kann, falls weit genug gewaschen wurde, das Fenster unbedenklich durch Verschieben der Tücher vergrößert werden.

Bei Kropfoperationen wird der Patient nach dem Waschen angewiesen, den Kopf zu heben. Sodann wird ein steriles Tuch unter den Kopf, Nacken und Schultern geschoben und ein sogenanntes steriles Kropftuch auf die Weise angelegt, daß, während die gewaschene Schwester das Tuch am oberen Ende freihängend vor dem Gesicht des Patienten hält, eine helfende Person mittels eines in das Tuch eingenähten Bändchens das Tuch um den oberen Teil des Halses herumlegt und das Bändchen hinten knüpft. Dann spannt die Schwester das Tuch nach oben zu über einen über dem Kopf des Patienten befindlichen, am Operationstisch befestigten Metallrahmen, so daß der Hals des Patienten nach oben hin abgedichtet und das Gesicht verdeckt ist. Darauf wird der ganze Operationstisch in gewöhnlicher Weise abgedeckt.

Das Verhalten im Operationssaale.

Beim Arbeiten in Räumen, welche für eine operative Tätigkeit in Frage kommen, soll peinlichst jede Verunreinigung und Staubentwicklung vermieden werden. Das Aufwischen von Schmutz hat mit feuchten Tüchern zu erfolgen, das Wegräumen von Gegenständen hat mit Vorsicht und Ruhe zu geschehen.

Unnötige Gespräche und Lärm müssen unbedingt vermieden werden.

Als besonders wichtig ist für alle im Operationssaale Tätigen das Achten auf die Asepsis, ganz besonders darf kein Gegenstand, welcher steril sein soll, berührt oder in die Hand genommen werden. Das Öffnen von Büchsen, von Verbandtrommeln sowie das Darreichen von Gegenständen muß unter allen Vorsichtsmaßnahmen der Asepsis ausgeführt werden. Husten und Nießen soll unbedingt vermieden werden.

Das Wesen der Infektionsmöglichkeit im Operationssaale ist die *Kontaktinfektion*, d. h. *die Verschleppung von Keimen durch Berühren von Gegenständen,* welche mit der Wunde in Beziehung kommen. Die Möglichkeit einer Keimverschleppung durch die Luft ist außerordentlich gering und besteht praktisch nur durch Husten oder Nießen infolge des Umherschleuderns oft kleinster, nicht sichtbarer Flüssigkeitströpfchen. Besonders gefährlich ist dies bei Tuberkulose.

Zweites Kapitel.

Die erste Hilfe.

Erste Hilfe bei verschiedenen Wunden und Verletzungen.

Wenn ein Mensch eine Verletzung erleidet, so kann diese eine offene oder eine geschlossene Verletzung sein. Man versteht unter offener Verletzung eine Wunde an irgendeiner Körperstelle. Unter einer geschlossenen Verletzung versteht man eine Zerstörung von Geweben im Inneren des Körpers, also beispielsweise in der Brust- oder Bauchhöhle, oder einen Knochenbruch ohne Durchtrennung der Haut. Wenn eine Verletzung von Organen in den Körperhöhlen gesetzt wird, so spricht man zum Unterschiede von äußeren Verletzungen von sogenannten inneren Verletzungen. Für die erste Hilfe ist es besonders wichtig, zwei Verletzungsarten von vornherein als schwere zu erkennen: 1. Innere Verletzungen, bzw. innere Blutungen, und 2. durchdringende Verletzungen, im Fachausdrucke penetrierende Verletzungen genannt, wie sie die Stichverletzungen im Bereiche der Brust und des Bauches häufig vorstellen.

Typisch für die innere Verletzung ist zunächst die Blutung und die Gefahr der Verblutung in die Brust- oder Bauchhöhle. Solche Verletzte werden in kurzer Zeit blaß, haben blasse Lippen, der Puls ist kaum fühlbar. Die Extremitäten werden

Erste Hilfe bei verschiedenen Wunden und Verletzungen.

kühl, der Patient wird sogar ohnmächtig. Diese Kranken müssen sofort und so rasch als möglich einer Anstaltspflege zugewiesen werden.

Quetschungen und Blutunterlaufungen unter der Haut werden durch Ruhigstellung des verletzten Gliedes und Umschlägen versorgt. Bei Hautabschürfungen, welche oft breit und flächenhaft sein können und welche meist nur wenig bluten, kommt bei nicht beschmutzter Wunde die Blutung von selbst zum Stillstande und es bildet sich eine Blutkruste. Sie können mit einem aseptischen Verband versehen oder mit einem Wundpflaster versorgt werden. Es gibt Wundpflaster, d. h. Pflaster, die an einem Teile ihrer Oberfläche mit einer Gaze versehen sind, welche die Wunde steril bedeckt und trotz des Pflasterschutzes der Luft noch Zutritt gestattet.

Schwere Quetschungen sind durch Umschläge und Ruhigstellung der gequetschten Gliedmaßen zu versorgen. Von der in manchen Büchern empfohlenen Massage ist im allgemeinen abzuraten und diese ist dem Arzte zu überlassen. Wenn man kühlende Eisumschläge machen will, so sollen dieselben nicht zu lange ununterbrochen liegenbleiben oder zum mindesten so gemacht werden, daß das Eis zwischen dicke Wattelagen, in den Gummibeutel oder in Säckchen gelegt wird und eine Schädigung der Hautoberfläche dadurch vermieden wird.

Quetschungen von Muskeln, Nerven und Knochen sind in der Regel sehr schmerzhaft. Sehr wichtig ist, daß Quetschungen der Gelenke, vor allem der Kniegelenke, sofort mit Ruhigstellung der befallenen Gliedmaßen versorgt werden sollen. Vor allem Kniegelenkverletzungen sind im Falle eines Abtransportes entsprechend zu versorgen; beispielsweise Skiverletzungen können bei einer, dann mit großer Mühe durchgeführten selbständigen Abfahrt des verletzten Skifahrers durch Gebrauch des Gliedes weiteren Schaden für das Gelenk verursachen.

Bei Nervenerschütterungen kann es auch zu einem sogenannten Shockzustand kommen. Meist entsteht dieser durch eine schwere Verletzung oder durch einen schweren Unfall. Auch ein Schlag gegen die Magengegend kann einen Shock hervorrufen. Solche Verletzte sind blaß, kühl, werden gleichgültig gegen ihre Umgebung, die Atmung wird sehr rasch und oberflächlich, der Puls wird immer kleiner, und es kann sich der Shock so weit steigern, daß ihm der Patient erliegt. Solche Kranke sind trotz ihrer vollkommenen Gleichgültigkeit meist bei Bewußtsein, und deshalb ist es möglich, ihnen stärkende Flüssigkeiten (Kaffee, Tee, Kognak) einzuflößen. Weiters sollen solche Patienten in warme Tücher gehüllt (heiße Ziegel, gewärmte Decken) und vollkommen horizontal gelagert werden, um dadurch die Blutzufuhr zum Gehirn möglichst zu fördern.

Schwere innere Verletzungen sind häufig durch Bluthusten, Blutbrechen oder Blutharnen gekennzeichnet und gehören sofort in ärztliche Behandlung.

Verhalten bei offenen und äußeren Wunden. Bei schweren Blutungen muß vor allem die Blutstillung vorgenommen werden (s. S. 19). Ein weiterer wichtiger Umstand ist die sofortige Reinigung der Hände des Helfers; falls Seife und Wasser nicht vorhanden sind, kann man sich die Hände mit reinem, wenn möglich $70^0/_0$igem Alkohol waschen. Im Notfalle genügt es, eine Kaliumpermanganatlösung zu bereiten und diese zum Waschen der Hände zu benützen. Die Umgebung der Wunde muß gereinigt werden, wobei aber auch, wenn man Wasser und Alkohol nimmt, die Ränder der Wunde so geputzt werden sollen, daß in die Wunde keine Flüssigkeit eindringt. Der Bauschen oder das Fleckchen, welches man zur Reinigung verwendet, darf nicht zu stark mit Flüssigkeit getränkt sein. Bei allen diesen Maßnahmen sind die Verletzten, wenn möglich, niederzulegen, weil auch bei kleinsten Wunden der Kranke ohnmächtig werden und plötzlich während der Hilfeleistung zu Boden stürzen kann.

Die Wunde soll mit sterilem Verbandzeug (Gaze) verbunden, aber nicht mit den Fingern, auch wenn diese gewaschen sind, auch nur berührt werden; sie soll, wenn nichts anderes zur Verfügung steht, entweder frei bleiben oder — wenn dies wegen der Gefahr der Verunreinigung nicht rätlich wäre — mit einem frischen Tuch, bzw. mit einem frischen Wäschestück verbunden werden. *Praktisch gilt frisch gebügelte Wäsche als steril.* Ein Fremdkörper soll im allgemeinen nicht von Laien aus der Wunde entfernt werden, außer der Fremdkörper steht direkt aus der Wunde heraus und läßt sich, ohne daß man die Wunde berührt und ohne Blutungsgefahr, herausnehmen.

Eine weitere wichtige Maßnahme ist die Anlegung eines Notverbandes, welcher mit reinen Leinenbinden oder mit Tüchern angelegt werden kann, sowie eine richtige Lagerung der verletzten Glieder. Prinzipiell hat der erste Helfer zu wissen, daß bei Anlegung von Schienen, aus welchem Material sie auch immer bestehen, eine Polsterung von entsprechender Dicke gemacht werden muß. Man nehme dazu Tücher, Wäsche, Röcke. Eine gebrochene Gliedmaße muß immer so geschient werden, daß auch die angrenzenden Gelenke durch die Schiene ruhiggestellt sind. Es empfiehlt sich also, eher eine längere als eine zu kurze Schiene zu verwenden.

Wunden sollen nicht mit Watte belegt werden, weil die spätere Entfernung von Watteteilchen durch den Arzt oft sehr schwierig ist. Bei jeder Wunde ist, wenn möglich, eine vorbeugende Starrkrampfeinspritzung zu geben.

Behandlung von Bißwunden. Bei Bissen von Hunden, Mäusen, Ratten und anderen Tieren soll sofort ein reiner Verband angelegt und ärztlicher Rat wegen der großen Gefahr solcher Wunden eingeholt werden. Insektenbisse oder -stiche sind unter Umständen gefährlich. Erfahrungsgemäß treten immer ziemlich starke Schwellungen auf. Man gibt kalte Umschläge und betupft die Verletzungsstelle selbst mit verdünnter Salmiaklösung.

Schlangenbisse (von Vipern und Ottern) sollen nicht — wie es im Volksmunde gebräuchlich ist — ausgesaugt werden, weil sich der Helfer bei einer offenen Wunde im Munde selbst in Gefahr begibt. Die Versorgung soll also vor allem dahin gehen, oberhalb der Verletzung eine leichte Stauung der Blutzirkulation anzulegen. Sie wird so durchgeführt, daß eine möglichst breite Binde von 6—8 cm, wenn möglich eine Gummibinde, um die Extremität in mehreren Zirkulärtouren so angezogen wird, daß nur die oberflächlichen Venen gedrückt werden und der Puls am Gliedende unverändert vorhanden ist. Man soll die Wunde ausbluten lassen. Nach Anlegung der Stauung blutet die Wunde noch kurze Zeit etwas stärker; es ist dies erwünscht, damit das eingedrungene Gift ausgeschwemmt werde. Bei zu schwach blutender Wunde kann der geübte Helfer sogar mit einem reinen Messer (auskochen oder mit Alkohol abwaschen) einen kleinen Schnitt machen, um das Ausbluten der Wunde zu ermöglichen. Man gibt weiters dem Patienten in reichlicher Menge Alkohol zu trinken und sucht sofort, wenn möglich, ärztliche Hilfe. Die sicherste Hilfe gegen Schlangenbisse ist die Injektion eines entsprechenden Heilserums, welches aus dem Blute von Tieren gewonnen wird, die mit Schlangengift in kleinen steigenden Dosen vorbehandelt wurden.

Die erste Hilfe bei Verbrennungen, Blitzschlag und Starkstromschäden wird bei den thermischen und elektrischen Verletzungen besprochen.

Die Blutstillung.

Bei stark blutenden Wunden muß nicht immer ein größeres Gefäß, sondern es können viele kleine Gefäßchen im Gewebe verletzt worden sein, die wegen ihrer Feinheit Kapillaren genannt werden; man spricht daher von Kapillarblutung. Sie kommt bei oberflächlichen Verletzungen der Hautdecke, beispielsweise des Unterhautzellgewebes vor. Bei Verletzungen, besonders durch schneidende oder stechende Instrumente können Blutadern verletzt werden. Man unterscheidet solche, die das Blut vom Herzen in die Körperteile führen, und nennt diese Arterien oder Schlagadern, und solche, die das durch die Kapillaren durchgeströmte Blut zum Herzen zurückführen; diese nennt man Hohladern oder Venen. Ob eine Schlagader oder eine Hohlader verletzt ist, kann man daran erkennen, daß aus den Schlagadern im gleichen Rhythmus der Zusammenziehung des Herzmuskels das Blut herausspritzt, wogegen es aus den Hohladern ohne wesentlichen Druck stetig blutet. Das Schlagaderblut ist hellrot und über Schlagadern fühlt ein aufgelegter Finger die stoßweise Füllung, welche durch die Herzbewegung hervorgerufen wird. Das Blut aus den Hohladern (Venen) ist merklich dunkler und im Bereiche der Hohladern lassen sich keine Pulszusammenziehungen nachweisen, solange der Mensch gesund ist.

Man unterscheidet eine vorläufige und eine endgültige Blutstillung. Für Laien, für das Pflegepersonal, also den Nichtfachmann, kommt praktisch nur die vorläufige Blutstillung in Frage. Es ist notwendig, diese Arten der Blutstillung zu kennen und sich bewußt zu sein, daß der Zustand nur ein vorübergehender ist und bei schweren Blutungen ärztlicher Rat und ärztliche Kontrolle beigezogen werden muß.

Die vorläufige Blutstillung kann auf folgende Weise durchgeführt werden:

1. Hochheben der verletzten Extremität.
2. Kompression des verletzten Körperteiles.
3. Drosselung des Schlagaderblutstromes an bestimmten Stellen des Körpers.
4. Abbeugen von Ellbogen- und Kniegelenk über die Norm zwecks Blutstillung an den Händen oder Füßen, was eine der vielen möglichen Arten der Drosselung der Schlagadern ist (Adelmannsche Blutstillung).
5. Bei schweren Blutungen aus dem Unterleibe und den unteren Extremitäten Abbindung der Hauptschlagader durch einen um die Mitte des Bauches gelegten und fest angezogenen Schlauch.

Das Emporheben einer verletzten Extremität vermindert den Blutzufluß beträchtlich, und Blutungen aus den Hohladern

(Venen) können manchmal auf diese Weise allein oder noch durch einfaches Aufdrücken eines sterilen Tuches oder einer sterilen Gaze gestillt werden. Blutungen an verschiedenen Stellen des Körpers können, wenn sie leichter Natur sind und keine Schlagader spritzt, durch Aufdrücken eines Gazebauschens oder eines anderen Tampons gestillt werden. Bei Verletzungen von Arterien ist oft das Zusammendrücken des Hauptstammes derselben zwecks Blutstillung nötig. Dazu eignen sich solche Stellen des Körpers, an denen man die Arterie gegen die Fläche eines Knochens als Widerlager zusammendrücken kann. Für Blutungen im Bereiche der oberen Gliedmaßen kommt die Kompression der Schlagader auf der ersten Rippe hinter dem Schlüsselbein oder der Schlagader im Bereiche des Oberarmes oder des Ellbogens in Frage. Bei Blutungen der unteren Gliedmaßen kommen die Kompression der Schlagader im Bereiche des Schambeinastes oder die Abschnürung im Bereiche des Oberschenkels und der Kniekehle in Frage. Im Bereiche der Schlüsselbeinschlagader kann die Unterdrückung des Blutstromes nur so ausgeführt werden, daß ein zirka fingerdicker Stock mit Tüchern oder mit Binden gepolstert und umwickelt wird und hinter dem Schlüsselbein, der Mitte ungefähr entsprechend, kräftig nach unten hinter dem Schlüsselbein vertikal nach abwärts gedrückt wird. — Eine Unterdrückung der Schlagader im Bereiche des Schambeinastes kann folgendermaßen erreicht werden: Bei liegendem Patienten muß ungefähr der Mitte der Schambeuge entsprechend von oben das Gefäß, welches man ja pulsierend tastet, niedergedrückt werden. Es kann infolge des darunterliegenden Schambeinastes, wenn man sich genau in der Schenkelbeuge hält, dort nicht ausweichen und die Blutung kommt an der unteren Gliedmaße zum Stehen. — Am Oberarm und Oberschenkel kann man eine vorläufige Blutstillung, wenn eine 6—7 cm breite Gummibinde zur Verfügung steht, in typischer Art der Esmarchschen Blutleere anlegen. Ist dies nicht möglich, so kann als provisorische Esmarchsche Drosselung das sogenannte Knebel*tourniquet* angewendet werden. Man nennt das Knebel*tourniquet* auch Schraubenpresse.

Anlegung der typischen Esmarchschen Blutleere.

Die Blutleere kann zur Vorbereitung von Operationen an den Gliedmaßen dienen, oder sie kann als unmittelbare Maßnahme zur Blutstillung, beispielsweise einer Messerstichverletzung, wie wir sie bei Fleischhauern am Oberschenkel mit Durchtrennung der Hauptschlagader manchmal sehen, notwendig sein.

Als Vorbereitung im Operationssaal wird bei nicht dringlichen Fällen, die keine Blutung haben, sondern nur beispielsweise im Bereiche des Kniegelenkes operiert werden müssen, die betreffende Extremität hochgehalten und fünf Minuten gewartet, um die Hauptmenge des Blutes abfließen zu lassen. Dann wird durch Einwickelung mit einer Binde, von den Fingern oder Zehen angefangen, das Blut aus der entsprechenden Gliedmaße herausgepreßt und nun im Bereiche des Oberarmes oder Oberschenkels, je nach Bedarf im oberen oder mittleren Drittel, die Esmarch-Binde angelegt. Man versteht darunter eine 6—8 cm breite Gummibinde. In dringlichen Fällen bei Blutung muß sofort die Esmarch-Binde angelegt werden.

Die Anlegung erfolgt mit typischen Handgriffen: 1. Eine zirkuläre Lauftour. 2. Drei zirkuläre Spanntouren im Sinne des Uhrzeigers. (Unter Spanntouren versteht man das straffe Anziehen der Gummibinde, um das Gefäß unter entsprechenden Druck zu setzen.) 3. Bindenknopf von oben unter die letzte Spanntour hineindrücken. 4. Der Bindenknopf muß an der Innenseite des Oberarmes oder Oberschenkels gelegt werden, weil der Knopf eine Druckpelotte für das Gefäß, welches daselbst verläuft, darstellt und das Gefäß gegen den Knochen zusammendrücken soll. Es drückt also der Bindenknopf infolge der Spannung der letzten angezogenen Spanntour das Gefäß gegen den Oberarmknochen oder gegen den Oberschenkelknochen zusammen. — Die Maßnahme, daß der Bindenknopf immer von oben unter die letzte Spanntour gesteckt werden muß, ist damit begründet, daß das Entfernen der Esmarchschen Binde in typischer Weise dadurch erfolgen kann, daß der Bindenknopf nach oben zu herausgezogen wird und Irrtümer und Verwickelungen der einzelnen Touren auf diese Weise vermieden werden. Bei Anlegung dieser Blutleere ist es notwendig, den Puls an der Hand oder im Bereiche des Fußrückens zu tasten und die Binden so anzuziehen, daß der Puls verschwindet; dann liegt die Esmarch-Binde richtig. Zu festes Anziehen kann die mitverlaufenden Nerven schädigen und eine Lähmung verursachen. Zu langes Liegen der Esmarch-Binde kann ein Absterben der Gliedmaße zur Folge haben und es gilt als allgemeine obere Grenze der zulässigen Zeit ungefähr zwei Stunden.

Um sofortige Blutstillung als erste Hilfe mittels des Knebeltourniquets zu erreichen, wird ein Tuch, ein Hosenträger oder irgendein fester Stoff genommen und oberhalb der blutenden

Stelle, also so wie die Esmarch-Binde am Oberschenkel, zirkulär gelegt und ein Knoten geschürzt. Auf diesen Knoten legt man einen Stab oder einen Schlüssel oder einen anderen harten Gegenstand, knotet nochmals mit doppelter Verschnürung und dreht im Sinne des Uhrzeigers so lange den eingeknüpften Stab, bis der Puls verschwunden ist. Dann wird der Verband befestigt und der Kranke in die nächste chirurgische Station abgegeben. Auch diese Art der Blutstillung darf nicht länger als zwei Stunden liegenbleiben.

Drittes Kapitel.

Die verschiedenen Arten der Wunden und Verletzungen.

Grundsätzlich unterscheidet man zwei Gruppen von Wunden, und zwar reine und beschmutzte Wunden, d. h. aseptische oder keimfreie Wunden, und septische, bzw. keimhaltige Wunden. Die Anwesenheit der Keime bedingt die Eiterung der Wunden.

Eine Wunde kann also mit oder ohne Eiterung ausheilen. Ein Beispiel einer glatt ausheilenden Wunde ist die nicht infizierte Operationswunde, wie wir sie beispielsweise bei komplikationslosen Blinddarmoperationen sehen. — Es heilt also entweder eine Wunde glatt, man spricht dann von Heilung per primam (intentionem), oder sie heilt nach Eiterung, man spricht dann von einer Heilung per secundam (intentionem).

Die normale oder glatte Wundheilung kann nur unter folgenden Umständen vor sich gehen:

1. Die Wundränder müssen scharfrandig sein und aneinanderliegen.
2. Die Wunde darf nicht infiziert sein.
3. Die Wunde darf nicht nachbluten. Es muß also bei stärkeren Blutungen eine sachgemäße Blutstillung durchgeführt werden.

Ganz allgemein geht die Heilung der Wunde folgendermaßen vor sich: Es bildet sich zuerst ein Blutkuchen, es verkleben die Wundränder durch das ausgeschwitzte Fibrin und es schickt der Körper kleine bindegewebige Zellen in dieses Gebiet, welche die Wundränder miteinander verfilzen. Gleichzeitig entwickeln sich Gefäßsprossen. Vereitert eine Wunde, so schickt der Körper weiße Blutkörperchen, welche die Aufgabe haben, die Bakterien in sich aufzunehmen, bzw. dieselben zu vernichten, und wenn sehr viele solcher Zellen zur Vernichtung und Abwehr der vorhandenen Keime aufgeboten werden müssen, so spricht man von Eiterung. Später schiebt sich beispielsweise bei Hautwunden die deckende Hautschicht als zarter violetter Saum von den Rändern über die Wunde hinweg, und es bildet sich eine Narbe. Diese ist anfänglich rot, weil die reichliche Blutgefäßbildung eine gute Durchblutung der frischen Narbe bewirkt. Später wird die Narbe blaß, weil das neugebildete Bindegewebe sich immer stärker entwickelt und nur mehr die unbedingt notwendige Gefäßversorgung der Narbe zurückbleibt, die Narbe also gefäßarm wird. Bei kosmetischen Operationen oder Narben an sichtbaren Stellen ist der Genuß von Alkohol zu vermeiden, weil er die Blutgefäße der Haut erweitert und eine starke Narbenbildung und längeres Rotbleiben der Narbe verursachen kann.

Es gibt Wunden, in denen das neugebildete Gewebe, welches man rot und körnig in der Wunde sieht und welches leicht blutend ist, sich besonders stark entwickelt. Die normale Bildung von Gewebe wird Fleischwarze, oder nach ihrem körnigen Aussehen auch „Granulationsgewebe" genannt; die überschüssige Bildung wird als wildes Fleisch bezeichnet. Es kann sich daher manchmal nicht nur eine gewöhnliche Narbe bilden, sondern auch eine etwas größere, verunstaltende, mit starker Bindegewebsbildung einhergehende Narbe. Man nennt solche Bildungen Keloide. — Wissenswert ist die Möglichkeit einer Geschwürsbildung in großen Narben, welche entweder in der Nähe von Gelenken oder an Stellen, an denen Haut direkt dem Knochen anliegt, durch eine gewisse Spannung entsteht. Auch bei Verbrennungsnarben können infolge der Größe der Narbe Geschwüre entstehen. Das ist deshalb für das Pflegepersonal wichtig zu wissen, weil sich aus solchen Geschwüren manchmal Krebs bildet.

Gewisse Gewebearten heilen nicht wie die Haut oder die Muskulatur mit einer bindegewebigen Narbe, sondern bilden ein vollkommen neues, gleichartiges Gewebe, wie z. B. der Knochen, die Nerven und die Sehnen.

Die Arten der Wunden.

Wir unterscheiden:
1. Schnitt- und Hiebwunden.
2. Stichwunden.
3. Rißquetschwunden.
4. Bißwunden.
5. Schußwunden.
6. Pfählungsverletzungen.
7. Brandwunden und Verätzungen.

1. Von Schnitt- und Hiebwunden ist wichtig zu wissen, daß sie im allgemeinen glattrandig sind und gute Heilungsaussichten geben, wenn die Wunde keimfrei entsteht und, keimfrei gehalten, innerhalb der ersten 6—8 Stunden genäht wird. Diese Wunden bluten stark, wenn größere Gefäße verletzt worden sind.

2. **Die Stichwunden** sind besonders gefährlich, weil man nie genau wissen kann, welche Organe in der Tiefe verletzt wurden oder welche Körperhöhle (z. B. die Brust- oder Bauchhöhle oder ein Gelenk) eröffnet worden ist. Außerdem sind diese Wunden wegen der Gefahr einer in der Tiefe auftretenden Infektion oder wegen eines Fremdkörpers, der mit dem Stich oder durch das Abbrechen des Instrumentes in die Tiefe gebracht worden sein kann, gefährlich.

3. **Die Rißquetschwunden** entstehen meist durch stumpfe Gewalteinwirkungen und sind gekennzeichnet durch unregelmäßige, gequetschte, bzw. zerfetzte Wundränder. Beispielsweise können auch durch Stockhiebe solche Platzwunden — wie man sie nennt — entstehen. Für diese Wunden ist es sehr wichtig, daß sie rasch ärztlicher Behandlung zugeführt werden, weil im Laufe der ersten Stunden der Arzt in der Lage ist, durch Ausschneiden der Wundränder glatte Wundverhältnisse zu schaffen und in vielen Fällen eine glatte Heilung zu erzielen.

4. **Die Bißwunde** ist besonders gefährlich, weil jedes Tier im Munde Bakterien hat, welche eine schwere Wundeiterung oder Entzündung hervorrufen können. Man soll also die Bißwunden sofort unter ärztliche Kontrolle stellen lassen. Außerdem besteht für solche Bißwunden eine Anzeigepflicht, wenn sie von wutverdächtigen Tieren herstammen. Daher ist das betreffende Tier nicht zu töten, sondern zu beobachten, und wenn der Verdacht weiter begründet erscheint, muß der gebissene Verletzte sofort in das zuständige Pasteurinstitut (für Österreich Wien) gebracht und einer Behandlung zur Vorbeugung der Wutkrankheit unterzogen werden. Wutkrankheit kann auch durch den Biß von Pferden und sogar durch das Kratzen einer Katze übertragen werden. Bei Bißwunden besteht die große Gefahr für eine schwere Infektion oder für Tollwut. Auch Gasbrand kann entstehen!

5. **Die Schußwunde** ist dadurch gekennzeichnet, daß der Einschuß gewöhnlich entsprechend dem Projektil und der Aufschlagkraft des Geschosses klein ist, der Größe des Geschosses ungefähr entspricht, während der Ausschuß, falls ein solcher vorhanden ist, einen größeren Defekt setzt. Es ist also grundsätzlich wichtig zu wissen, daß der Ausschuß größer als der

Einschuß ist. Das Projektil kann den Körper streifen — man spricht dann von einem Tangentialschuß; es kann den Körper durchbohren — man spricht dann von einem Diametralschuß oder Durchschuß, wenn das Geschoß im Körper steckenbleibt, nennt man dies einen Steckschuß. Für die Beurteilung des Schusses soll auch die Pflegeschwester die Merkmale des Nah- und Fernschusses kennen. Der Nahschuß ist durch die schwarze Verfärbung der Haut infolge oberflächlicher kleiner Verbrennungen gekennzeichnet, während der Fernschuß nur die glatte Durchschlagstelle zeigt. Schußverletzungen von Revolver- oder Gewehrkugeln sind manchmal nicht so gefährlich wie Schrotschüsse aus der Nähe und Schußverletzungen von unregelmäßig geformten Gebilden, wie sie im Kriege bei Schrapnellschüssen oder Granatschußverletzungen vorgekommen sind. Weiters können auch normale Projektile, wenn sie im Körper an einen Knochen aufprallen, eine Formveränderung erleiden und bewirken dann oft Zerreißungen der Körperteile. Wichtig ist, daß Schrotschüsse, wie wir sie bei Jagdverunglückungen sehen können, sehr gefährlich sind, weil die große Zahl der Schrote (30 bis 400) viele Schußkanäle schafft oder aus unmittelbarer Nähe Gewebezertrümmerungen verursacht, wodurch leicht Gasbrand oder Starrkrampf auftreten kann. Für diese Schußverletzungen gilt es besonders, sie in möglichst kurzer Zeit ärztlicher Behandlung zu überweisen.

Von den Schußverletzungen muß man auch noch wissen, daß durch die enorme Geschwindigkeit, mit welcher das Geschoß in den Körper eindringt, eine Spreng- und Shockwirkung erzeugt werden kann, deren verhängnisvolle Wirkung auf den Organismus viel größer ist, als es der eigentlichen Wunde entsprechen würde.

6. Die Pfählungsverletzungen sind besonders wichtig, weil die äußere Wunde meistens in keinem Verhältnis zu den Verheerungen steht, welche ein Stock, ein langer, spitzer Gegenstand, der durch den Damm bei einem Unglücksfall eindringt, in der Tiefe des Beckens und der Bauchhöhle verursacht. Solche Verletzungen kommen beispielsweise beim Baden und beim Rodeln vor; ein Holzstock bohrt sich oft 20—30 cm und noch weiter vom Damme aus in die Tiefe. Es können die Blase, der Mastdarm, die Bauchorgane verletzt sein, und die äußere Verletzung bildet oft nur das Bild einer kleinen Rißquetschwunde. Solche Fälle müssen sofort in Anstaltsbehandlung übergeben werden; ein Zuwarten ist von vornherein schädlich, weil ein operativer Eingriff sehr häufig dringlich notwendig ist.

Thermische Verletzungen.

Bei allen diesen Verletzungen gilt der Grundsatz, daß die Möglichkeit einer Starrkrampfinfektion gegeben ist, und auch bei ganz oberflächlichen Wunden kann in verseuchten Gegenden ein Starrkrampf entstehen. In großen Anstalten wird heutzutage grundsätzlich Starrkrampfserum verabfolgt, welches als Vorbeugungsmittel in kleinen Packungen mit armierter Nadelspitze vollkommen gebrauchsfertig in den Handel kommt. (Behring Serüle.) Bei Schrotschüssen oder bei Pfählungsverletzungen ist es besonders wichtig, durch den Arzt auch eine Serumeinspritzung gegen den Gasbrand geben zu lassen.

7. **Brandwunden und Verätzungen** werden zu den thermischen und chemischen Verletzungen gerechnet.

Thermische Verletzungen.

Man versteht unter thermischen Verletzungen solche, die durch Kälte- oder Hitzeeinwirkungen auf den menschlichen Körper gesetzt werden. Sie entstehen infolge der Schädigung der Eiweiß- oder Fettstoffe unter Störungen des Stoffwechsels der Zelle.

Die Verbrennung kann durch heiße Dämpfe, durch heiße Flüssigkeiten, durch Feuer und durch Strahlen (Röntgen-, Radium-, Quarzlicht- und ultraviolette Strahlen — Quarzlicht und Sonne —) erfolgen. Bei der Verbrennung unterscheiden wir drei Grade: die Rötung, die Blasenbildung und die Verschorfung, welche bei lange anhaltender Hitzeeinwirkung sich bis zur Verkohlung steigern kann. Verbrennungen großer Flächen des menschlichen Körpers, welche über ein Drittel der gesamten Oberfläche betragen, sind tödliche Verletzungen. Die Ausschaltung großer Hautoberflächen von der Atmung bewirkt das Zugrundegehen des Kranken. (Man unterscheidet eine sichtbare und eine unsichtbare Atmung, die sichtbare Atmung im Bereiche der Lungen, die unsichtbare im Bereiche der Haut, welche nicht nur dazu dient, den Schweiß auszuscheiden, sondern auch für die anderen Stoffwechselvorgänge im Körper eine wichtige Rolle spielt). Bei Verbrennung unterscheiden wir einen Frühtod innerhalb der ersten 24 Stunden, der infolge von Blutdrucksenkung, Shock und Überhitzung eintritt, und einen Spättod, der bei lange dauernder Eiterung durch Zerfall der roten Blutkörperchen, bei Ausscheidung von Eiweiß, Zucker und Blut im Harn nach Ablauf von Tagen und Wochen erfolgt. Wenn auch beim Frühtod der Überhitzung und dem Shock eine gewisse Rolle zukommen mag, so ist die

Todesursache nach Verbrennung stets in einer Eiweißzerfalltoxikose begründet. Es ist dies eine Vergiftung (Toxikose) durch die giftigen Eiweißzerfallsprodukte, in welche das normale Gewebeeiweiß durch die Hitze zerfällt. Daher besteht die oft Erstaunliches leistende Therapie in der Entfernung aller verbrannten Gewebe und einer Reinigung des Blutes von den Zerfallsprodukten durch Aderlaß und Infusion gesunden Blutes. Nach monatelangen Eiterungen sehr großer Brandwunden kann der Tod auch durch Entkräftung eintreten.

Die Folgen ausgeheilter Verbrennungen sind häufig große und strahlige Narben, welche mitunter Einschränkung der Gelenkbeweglichkeit bedingen. Weiters finden wir oft außerordentlich verdickte und vergrößerte Narben, sogenannte Keloide. Bei großen Narbenflächen wird durch die mangelhafte Ernährung nicht allzu selten Geschwürsbildung beobachtet, besonders an jenen Stellen, welche in der Nähe der Gelenke oder über Knochen gelegen sind, die sich durch mangelhafte Gefäßversorgung auszeichnen und unter steter Spannung und stetem Zug stehen. Diese Geschwürsbildung kann sich trotz Behandlung mehrmals wiederholen, und es kann dann im Verlaufe solcher Eiterungen sogar zur Krebsbildung kommen. Wichtig ist es daher für das Pflegepersonal, diesen Umstand zu berücksichtigen und bei solchen chronisch Kranken von Zeit zu Zeit eine ärztliche Kontrolle zu veranlassen.

Erste Hilfe bei Verbrennungen. Diese muß vor allem im Löschen der vom Feuer erfaßten Kleider bestehen. Falls kein Wasser zur Verfügung steht, ist die einfachste Maßnahme das Ersticken des Feuers durch Bedecken der brennenden Person mit Tüchern, Kotzen usw. Bei schon bestehenden Brandwunden sind als unmittelbare Hilfe *Öl, Fett oder Eiklar* aufzustreichen und die eventuell bestehenden Wunden mit einem Leinwandfleck zu bedecken. Im weiteren Verlaufe und bei auftretenden Wundeiterungen wird der Patient im Wasserbett behandelt; frische Verbrennungen jedoch sollen nicht mit Wasser versorgt werden. Das beste ist ein steriler Salbenverband, wenn dazu die Möglichkeit besteht.

Der Hitzschlag ist eine bei manchen Menschen vorkommende Wärmestauung, die entstehen kann, wenn die Abdunstung an der Oberfläche des Körpers nicht möglich ist. Vor allem sind Menschen mit Herzfehlern, Arteriosklerotiker und alte Leute überhaupt gefährdet. Aus diesen Gründen ist bei Verwendung der Heißluft, des Schwitzkastens und bei Schwitzkuren sowie beim Zudecken von Kranken auf solche Wärme-

Thermische Verletzungen. 29

stauungen Rücksicht zu nehmen. Die Verwendung von Heißluftkästen, seien es elektrische oder mit Gas oder mit Spiritusflammen betriebene Apparate, verursacht bei Überhitzung und schlechter Kontrolle manchmal auch örtliche Verbrennungen, besonders beim Nahekommen von Metallteilen an die Haut. Daher ist bei Verwendung dieser Apparatur die betreffende Extremität des Kranken einzuwickeln.

Der Sonnenstich entsteht durch zu starke Sonnenbestrahlung des Kopfes und Rückens, vor allem des Genickes, und kann, abgesehen von der Vermeidung zu starker Bestrahlung, durch feuchte Tücher, welche Kopf und Nacken schützen, verhindert werden. Hitzschlag und Sonnenstich führen zu Kopfschmerz, Schwindel, Bewußtlosigkeit, und können in schweren Fällen den Tod des Kranken zur Folge haben. Bei schweren Erkrankungen ist sofort der Arzt zu rufen.

Die Erfrierung wird besonders durch Wind, Nässe und feuchte Kälte begünstigt. Zur Erfrierung sind durchaus nicht enorme Kältegrade notwendig; es genügt eine Abkühlung auf wenige Grade unter dem Nullpunkt, um bei Feuchtigkeit eine Erfrierung auszulösen. Wichtig ist die Kenntnis, daß eine den Kreislauf hemmende Kleidung, wie beispielsweise abschnürende Gamaschen oder Strumpfbänder, Erfrierungen in den unteren Extremitäten begünstigt. Gewisse Menschen, welche durch chronischen Alkoholgenuß Schaden an ihrem Gefäßsystem erlitten haben, sind besonders gefährdet. Der Genuß von Alkohol bei Anstrengungen in der Kälte ist vor allem deshalb nicht zu empfehlen, weil er die Hautgefäße erweitert, die Abdunstung von Wärme daher noch vermehrt und dadurch dem der Kälte ausgesetzten Menschen einen großen Wärmeverlust zufügt. (Es ist also besonders bei sportlichen Anstrengungen der Alkohol von diesem Gesichtspunkte aus nicht zu empfehlen.) Bei älteren Leuten oder bei Menschen mit Abnormitäten im Gefäßsystem, die unter mangelhafter Blutversorgung sowie an Kreislaufstörungen im Bereiche der unteren Extremitäten, besonders nach Thrombosen, leiden, ist besondere Vorsicht nötig!

Wir unterscheiden 1. eine allgemeine Erfrierung, 2. eine örtliche Erfrierung und 3. die Pernionen (Frostbeulen).

1. **Die allgemeine Erfrierung** beginnt mit allgemeiner Müdigkeit, Schlafsucht und einem Gleichgültigkeitsgefühl gegen drohende Gefahren. Die Temperatur sinkt weiter unter 37^0 C und die Stoffwechselvorgänge sind herabgesetzt. Wenn solche Menschen der ersten Hilfe zugeführt werden, so ist es wichtig, daß man die Kranken nicht sofort in einen warmen Raum

bringt, sondern sie langsam auftauen läßt. Die Erwärmung ist im kühlen Raume durch Abreiben mit Tüchern oder mit Schnee, wenn notwendig die Wiederbelebung durch *künstliche Atmung* herbeizuführen. Ist der Patient bei Bewußtsein, so wird man ihm warme, nicht aber heiße Getränke zuführen, und man kann bei langsamer Erholung dann auch Alkohol geben, in diesem Falle mit der Begründung, hochwirksame Nährmittel dem Menschen zuzuführen. Die wesentlichste Richtlinie für die Wiederbelebung ist die langsame Erwärmung des Körpers, um nicht durch zu rasche Temperaturänderung die abgekühlten Zellen in ihrem ohnehin schon geschädigten Stoffwechsel zu vernichten.

2. Die örtliche Erfrierung. Diese kann in drei Graden der Intensität eintreten, und zwar 1. Grad: Rötung, 2. Grad: Blasenbildung und 3. Grad: Verschorfung (Absterben des Gewebes). Die häufigsten örtlichen Erfrierungen finden sich an den Füßen, namentlich bei Menschen, die im Winter enge Schuhe tragen, und besonders dann, wenn sie im Freien übernachten müssen, oder bei Menschen mit geschädigtem Kreislauf. Die Hände oder Füße sind kalt, blaß bis dunkelblau. Es zeigen sich Blasen und der Puls fehlt. Die Maßnahmen sind dieselben wie oben bei der allgemeinen Erfrierung beschrieben. Die Folge ist Absterben der erfrorenen Glieder, wobei es besonders wichtig ist zu wissen, daß bei sorgfältiger Pflege große Teile der betroffenen Glieder sich wieder erholen können.

Bei allen diesen Erfrierungen besteht die große Gefahr der Infektion, der Phlegmonenbildung und des feuchten Brandes sowie des Wundstarrkrampfes und der Entwicklung eines Rotlaufs; bei kleinen Kindern auch die Entstehung einer Scharlachinfektion. Dieser Umstand ist besonders für die Pflege sehr wichtig, weil man sich bewußt sein soll, daß diese oft schmutzige und stinkende Eiterung trotzdem möglichst aseptisch behandelt werden muß.

Frostbeulen sind Veränderungen der Haut mit Schwielenbildungen besonders im Bereiche der Zehen, der Füße und der Finger. Sie werden am häufigsten bei jugendlichen und anämischen Kranken beobachtet und entstehen in den meisten Fällen bei nicht passender Kleidung und zu leichtem Schuhwerk. Es ist daher notwendig, bei solchen Frostbeulen die allgemeine Behandlung durch einen Arzt durchführen zu lassen, wobei bekannt ist, daß die örtliche Röntgenbestrahlung oft ausgezeichnete Erfolge bringt.

Unterkühlung. Die Unterkühlung der unteren Extremitäten, wie wir sie bei mangelhafter Bekleidung beobachten können, *führt*, infolge örtlicher Erfrierung der Haut, *auch zum Haarausfall* im Bereiche der Unterschenkel.

Strahlenschäden.

Zu den Strahlenschäden gehören vor allem zu reichlich angewandte Sonnenbestrahlung oder Quarzlichtbestrahlung sowie überdosierte Röntgen- und Radiumbestrahlung. Die Verbrennung durch Sonnenbestrahlung wird im ersten Grade als Sonnenrötung bezeichnet und wird weniger durch die Wärme als vielmehr durch die ultravioletten Strahlen erzeugt. Man sieht die Haut hellrot und heiß, und der Kranke empfindet ein Spannungsgefühl, hat erhöhte Temperaturen und eventuell Frösteln. Diese leichte Verbrennung kann man nach Sonnenbädern oder bei Sportlern beobachten. Besonders im Bereiche der Lippen oder der Ohren, mitunter auch der Augen, zeigen sich schwere Strahlenschädigungen mit Blasenbildung. Um von vornherein solche Schäden zu verhüten, ist das Einfetten der Haut, besonders mit Strahlenschutzcremen, z. B. Ultrazeozon, empfehlenswert. In der Bindehaut des Auges wird ebenfalls durch die Sonnenbestrahlung eine Entzündung hervorgerufen, und es ist daher notwendig, die Bindehaut und das Auge selbst durch dunkle Brillen zu schützen. Für das Pflegepersonal ist aus diesem Wissen vor allem der Schluß zu ziehen, daß lange dauernde Sonnenbestrahlungen schädlich sein können. Manche Menschen vertragen längere Sonnenbestrahlungen auch ohne körperliche Leiden schlecht. Besonders wichtig ist aber der Umstand, daß Tuberkulöse oder Kranke mit oft nur leichten Erscheinungen durch längere Besonnung ihres Körpers ihr Leiden wesentlich verschlechtern können. Wichtig für die Heilstättenpflege ist die dosierte Gewöhnung der Kranken an die Sonne, wie sie bei Gelenktuberkulose mit äußerster Vorsicht durchgeführt wird, wobei sich die Schwester laut Vorschrift genau an die vorgeschriebenen Zeiten halten muß, um nicht durch Unachtsamkeit eine Schädigung des Patienten zu verursachen.

Die Bestrahlung mit Quarzlicht, künstliche Höhensonne genannt, ist so wie die Sonnenbestrahlung durch ultraviolette Strahlen wirksam. Diese Strahlen werden durch einen Quecksilberlichtbogen erzeugt, und die Quarzfläche läßt diese Strahlen im Gegensatz zu Glas ungehindert hindurch. Auch bei dieser Strahlenbehandlung ist äußerste Vorsicht am Platze, die Dosierung minutenweise. Kontrolle des Patienten und dunkle Brille sind notwendig. Die Lampe selbst soll niemals über dem Patienten, sondern immer etwas seitlich eingestellt werden, damit nicht durch Anstoßen an der Lampe oder dergleichen ein Zwischenfall entstehen kann.

Eine ausgesprochene Hitzeschädigung ist bei Diathermie und Kurzwellenbehandlung möglich, wenn die Metallplatten nicht fest an den Körper angelegt werden und so durch wechselnde hohe Widerstände die elektromagnetischen Wellen Hitze erzeugen; bei dieser Behandlungsmethode sind vor allem unruhige Patienten unter Beobachtung zu halten.

Röntgen- und Radiumschäden. Der Röntgen- und Radiumschaden kann bei dem Patienten oder bei dem Personal selbst entstehen. Bei dem Patienten führt eine überdosierte Bestrahlung zur Schädigung der Haut, welche sich bis zum Absterben der Haut und zur Geschwürsbildung steigern kann. Außerdem ist es sehr wichtig, daß nur kleine, für die Bestrahlung vorgesehene Felder in den Strahlenkegel kommen. Die übrigen Teile des Körpers müssen mit Bleiplatten sorgfältig abgedeckt werden, die so befestigt sein sollen, daß es für die Warteperson nicht mehr notwendig ist, mit ihren vielleicht ungeschützten Händen in das Strahlenbündel hineinzugeraten.

Zu beachten ist außerdem der Röntgenkater, ein Zustand, der als Folge der Bestrahlung bei den Patienten auftritt und der am besten durch Zuckergaben oder eventuell durch Alkoholgaben zu bekämpfen ist. Auch für das Wartepersonal bedeutet besonders der Aufenthalt im Bestrahlungsraume selbst eine gewisse Gefährdung, und es sind aus diesen Gründen die Schalttafeln durch Bleischirme vom übrigen Raume abgetrennt.

Die Röntgenschädigungen, welche bei verschiedener Strahleneinwirkung entstehen können, zeigen in ihrem ersten Grad Trockenheit und Rissigkeit der Haut, Haarausfall und Erweiterung der kleinen Hautgefäße. Bei weiteren chronischen Schäden kann es an Stellen, die immer wieder starken Dosen ausgesetzt werden, zur Geschwürsbildung kommen und in diesen Geschwüren zur Krebsbildung. Außer diesen örtlichen Schädigungen entstehen auch solche allgemeiner Natur, z. B. Blutveränderungen durch Zerstörung der weißen Blutkörperchen und Störungen in der Funktion der Fortpflanzungsorgane. Beim Manne äußert sich dies im Verlust der Zeugungsfähigkeit, allerdings wohl nur bei schweren Schäden, bei der Frau durch unregelmäßige Blutungen oder durch manchmal auftretende Genitalblutungen auch nach dem Klimakterium.

Die elektrischen Verletzungen.

Die Zwischenfälle, welche durch den elektrischen Strom hervorgerufen werden können, sind vor allem örtliche Verbrennungen oder ein schwerer Shock mit Bewußtlosigkeit, der das Leben des Menschen gefährdet. Wesentlich ist der Umstand, daß auch mit geringerer Stromstärke oder bei niederen Spannungen bei fehlender Strombereitschaft durch das Erschrecken an sich bei manchen Menschen ein schwerer Shock ausgelöst werden kann. Es ist beispielsweise bekannt, daß Elektriker starke Stromschläge, wenn sie nicht unvorbereitet kommen, ohne Schaden überstehen, im Gegensatz zum unvorbereiteten Schlag, der zum schweren Shock führt. Die örtliche Einwirkung des elektrischen Stromes führt zur Verbrennung aller drei Grade bis zur Verkochung und Verkohlung des Gewebes, und man nennt diese Einwirkung Strommarken.

Für die erste Hilfe sind zwei Umstände für jeden wissenswert: 1. daß bei Menschen, welche in einen Stromkreis gekommen sind, die Entfernung des Körpers aus diesem Stromkreis nur möglich ist bei abgeschaltetem Strom oder bei Isolierung des Retters von der Erde durch unter seinen Stand gelegte Glas- oder Gummiplatten, trockene Bretter, Asbest oder andere trockene Holzgegenstände (Holzsessel). Das Anfassen geschieht am besten mit Gummihandschuhen, um so den Retter vor einem allfälligen elektrischen Schlag zu schützen.

Der zweite wichtige Umstand ist die Tatsache, daß solche Stromverletzte, falls keine Atmung vorhanden ist, durch künstliche Atmung, die stundenlang fortgesetzt werden muß, zu retten sind. Atmet der Patient leicht, wenn auch nur oberflächlich, so soll eine künstliche Atmung nicht durchgeführt werden.

Den Röntgen- und Radiumverbrennungen sowie den Stromverletzungen sieht man es von außen nicht an, wie tief die Zerstörung des Gewebes in den Körper eingreift. Es sind also bei diesen Verletzungen in manchen Fällen Spätschäden zu beobachten.

Der Dienst der Pflegepersonen sieht häufig das Manipulieren mit elektrischen Apparaten vor, wobei darauf geachtet werden muß, daß die Vorschriften für die Handhabungen elektrischer Apparate genauestens eingehalten werden. Vor allem ist es wichtig, daß bei Verwendung von stärkeren Strömen eine Erdung vermieden werde. Gute Leiter sind vor allem die Metalle. Manche schlechte Leiter können durch Feuchtigkeit gute Leiter werden und so ihre isolierende Wirkung verlieren. Es ist daher auf diesen Umstand Bedacht zu nehmen.

Der Blitzschlag ist eine Starkstromverletzung und als solche zu behandeln. Nur ist hier noch besonders zu erwähnen, daß es sich beim Blitz um statische Elektrizität handelt, die zum Unterschied von der galvanischen Elektrizität, die in den Stromleitungen fließt, oft direkt schußartige Löcher durch den Körper schlägt und sogar manchmal Zertrümmerungen verursacht (siehe vom Blitz getroffene Bäume).

Die chemischen Verletzungen (Verätzungen).

Es gibt Verletzungen, hervorgerufen durch Säuren, oder Verletzungen, die durch Alkalien (Basen, Laugen) entstehen. Die häufigsten Säureverletzungen werden durch Schwefelsäure, Salpetersäure und Karbol verursacht. Die häufigste Alkaliverletzung ist die mit Laugenessenz. Diese Verätzungen werden meist dadurch ausgelöst, daß Unvorsichtigkeit oder Unkenntnis des Flascheninhaltes dazu führen, daß der ätzende Inhalt getrunken wird oder sich der Patient mit diesem ätzenden Inhalt benetzte. In selbstmörderischer Absicht wird sehr häufig Laugenessenz getrunken, in verbrecherischer Absicht werden diese Chemikalien manchmal absichtlich in das Gesicht des Menschen gespritzt. Bei diesen Verätzungen ist es besonders wichtig, sofort die erste Hilfe zu leisten und sich über die möglichen Folgen der Verletzungen klar zu sein. Die erste Hilfe besteht vor allem in der richtigen Gegengabe. Bei Säureverätzungen wird Milch, Seifenwasser und Speisesodalösung empfohlen. Bei Alkaliverätzungen werden Essig und Zitronensaft angewendet.

Besonders gefährlich sind Verätzungen im Bereiche des Auges. Die wichtigste Maßnahme gegen diese Verätzungen ist die sofortige Erreichung einer Verdünnung der konzentrierten Chemikalien. Verätzungen im Bereiche des Auges sind unverzüglich dem Arzte zuzuweisen. Bei Kalk und Mörtel ist bloßes Wasser zum Auswaschen nicht genügend; wenn es möglich ist, soll man nach Auseinanderziehen der Lider die Kalkspritzer mit einem reinen Taschentuchzipfel oder einem reinen Tüchlein sofort zu entfernen trachten und Öl in das Auge einträufeln.

Ein wichtiger Umstand bei chemischen Verletzungen ist noch zu erwähnen. Es ist bei diesen Verletzungen so wie bei den elektrischen Verletzungen eine tiefgreifende Verschorfung möglich, so daß über das Fortschreiten und die Ausdehnung der Verätzungen unmittelbar nach dem Unfalle oft nichts Sicheres festgestellt werden kann. Verätzungen der Speiseröhre sind daher oft viel tiefgehender, als es ursprünglich den Anschein hat, und sind unverzüglich in ärztliche Behandlung zu weisen, weil es, abgesehen von der ständigen Kontrolle, sehr wichtig ist, einer späteren Speiseröhrenverengerung von vornherein entgegenzuwirken.

Frakturen und Luxationen.

Die typische Verletzung am Stützapparat des Körpers, am Skelet, ist der Knochenbruch, lateinisch Fraktur genannt. Man nennt einen Knochenbruch offen oder kompliziert, wenn die Bruchflächen durch eine Wunde mit der Außenwelt in Verbindung stehen. Besteht keine solche Wunde, durch welche man ohne Durchtrennung von Gewebe von der Körperoberfläche bis zu den Bruchflächen gelangen kann, dann spricht man von einer einfachen oder geschlossenen, unkomplizierten Fraktur, ohne Rücksicht auf die sonstige Schwere und Heilungsaussicht des Bruches.

Je nach der Lage des Bruches ist derselbe durch seine Symptome der Achsenknickung, Formveränderung, abnorme Beweglichkeit, Reiben der Bruchflächen, starken Bluterguß, enorme Schmerzhaftigkeit und absolute Gebrauchsunfähigkeit des verletzten Gliedes unmittelbar und durch jedermann erkennbar, oder er ist nur durch einzelne Symptome (Lähmung bei Wirbelsäulenbruch, starke Schwellung bei Knöchelbruch), mit Wahrscheinlichkeit zu vermuten und muß durch Röntgenuntersuchung festgestellt werden.

Jeder Knochenbruch bedarf der ärztlichen Behandlung, muß einwandfrei eingerichtet und durch fixierenden Verband (meist Gips) und in guter Stellung ununterbrochen und unverändert bis zur Heilung festgehalten werden.

Bei offenen Brüchen muß nach typisch erfolgtem Schutz der Wunde vor weiteren Verunreinigungen, wie bei der ersten Hilfe beschrieben, unbedingt durch den Arzt die sorgfältigste Wundversorgung vorgenommen werden.

Die Auskegelung eines Gelenks, wobei meist auch Bänderzerreißungen vorkommen, heißt Luxation. Auch diese kann offen oder geschlossen sein. Die offene ist wegen der Gefahr der Gelenkinfektion sehr gefährlich. Luxationen müssen stets vom Arzte eingerichtet und dann je nach ihrer Schwere länger oder kürzer fixiert werden. Frakturen und Luxationen müssen auf dem Transporte zum Arzte so geschient sein, wie es in der ersten Hilfe beschrieben wurde.

Bei allen gelenknahen Verletzungen ist wegen der Gefahr der Eröffnung der Gelenkhöhle unbedingt ärztlicher Rat einzuholen, wobei besonders gesagt werden muß, daß Eröffnungen der Gelenke infolge stellenweiser oberflächlicher Lage und Ausstülpungen der Gelenkkapsel, namentlich oberhalb des Kniegelenkes, oft auch dann vorliegen, wenn der bloße Anblick der Wunde dies nicht vermuten läßt.

Wichtig sind noch die pathologischen Frakturen: Das sind Frakturen, die infolge krankhafter Veränderungen der Knochen, namentlich bei Tochtergeschwülsten von Brustkrebsen, oft ohne Gewalteinwirkungen sogar beim bloßen Umbetten auftreten.

Zertrümmerungsverletzungen.

Durch besonders brutale Gewalteinwirkungen, wie dies z. B. beim Überfahrenwerden durch die Eisenbahn oder durch Explosionen vorkommt, können einzelne Körperteile förmlich zertrümmert werden. Solche Verletzungen verdienen deshalb eine besondere Erwähnung, weil dieselben leicht zu einer Gasbrandinfektion führen. Durch die Zertrümmerung sind nämlich einzelne Gewebeteile von der Blutversorgung und somit von der Ernährung abgeschnitten, sterben daher ab und bilden so einen vorzüglichen Nährboden für den Gasbrandbazillus. Daher müssen solche Verletzungen mit ganz besonderer Sorgfalt vom Arzte operativ gereinigt und versorgt werden. Der heilkundige Laie hat sie nur vor weiterer Verunreinigung zu schützen, jegliche Spülung oder andersartige Reinigung zu unterlassen und, mit sterilem Verbandzeug bedeckt, mit größter Schnelligkeit den Verletzten in ein Spital zu bringen.

Innere Verletzungen und Darmrupturen.

Wir verstehen unter einer inneren Verletzung eine Verletzung im Inneren des Körpers, besonders in der Brust- oder Bauchhöhle. Sie kann entstehen durch eine durchdringende (penetrierende) Verletzung von außen her (Schuß, Stich) oder auch ohne äußere Wunde durch Erschütterung (Absturz), oder stumpfe Gewalteinwirkung (Tritt beim Fußballspielen). Die Hauptgefahren der inneren Verletzungen sind die Blutung (Verblutung) und die Rupturen (Zerreißungen). Bei Sturz aus großer Höhe können so schwere Gefäßeinrisse entstehen, daß die Verblutung binnen wenigen Minuten oder noch schneller eintritt; so kann z. B. das Herz direkt abreißen. — Eine Darmzerreißung kann schon bei Stößen eintreten, die gar nicht so heftig gewesen sein müssen, wenn eine pralle Füllung des Darmes mit Flüssigkeit eine hydraulische Wirkung auf die Darmwand ausübt. Die Folge einer Darmruptur ist eine meist tödliche Bauchfellentzündung, wenn diese Verletzung nicht bald an dem shockierten, blassen Aussehen des Patienten mit steigender Pulszahl und beginnender Bauchdeckenspannung erkannt und binnen wenigen Stunden der operativen Behandlung (Darmnaht) zugeführt wird.

Weitere typische innere Verletzungen sind die Milzruptur, die besonders bei Milzschwellungen (Malaria, Typhus oder Leukämie) schon bei mittelschweren Gewalteinwirkungen eintreten kann, und die Nierenruptur (besonders bei Pufferverletzungen, Zusammenstößen und Fußtritten beim Fußballspiel), welche beide leicht zur Verblutung führen, ähnlich wie die Leberruptur. Manchmal tritt bei einem Stoß gegen die volle Harnblase auch eine Blasenruptur ein, welche — wenn sie nicht baldigst genäht wird — durch Bauchfellentzündung zum Tode führt.

Zerreißung der Arteria meningea media.

An dieser Stelle sei auch einer ganz speziellen Verletzung gedacht, nämlich der Zerreißung einer Hirnhautarterie, der Arteria meningea media. Diese kann durch einen Hieb oder Stoß gegen das Schädeldach mit oder auch ohne äußerliche Wunde eintreten. Charakteristisch für diese Verletzung ist das Stunden oder Tage während beschwerdefreie Intervall; erst nach dieser Zeit hat das langsam aus dem Gefäßriß strömende Blut den freien Spalt zwischen Schädeldach und Gehirnhaut ausgefüllt und übt nunmehr einen Druck auf das Gehirn aus, dem der Verletzte, wenn nicht durch Operation Abhilfe geschaffen wird, erliegt. Die Symptome des Hirndruckes sind: zunehmende Benommenheit, Pulsverlangsamung, Blutdrucksteigerung, Brechreiz und anfangs Kopfschmerz.

Gehirnerschütterung und Gehirnquetschung.

Ähnlich sind die Erscheinungen der Gehirnerschütterung (Commotio cerebri) und Hirnquetschung (Contusio cerebri); nur treten bei diesen die Symptome unmittelbar nach der Verletzung auf. Aber auch wenn nichts von all dem eben Besprochenen vorliegt, sind schwere Schläge gegen den Kopf nicht leicht zu nehmen, weil feinste, zunächst durch mehrere Tage ganz symptomlos verlaufende Knochensprünge im Bereiche des knöchernen Nasengerüstes an der Schädelbasis einer Infektion der Hirnhaut durch die Bakterien der Nasenhöhle Eingang schaffen und tödlich enden können. Daher ist der Arzt immer zu befragen.

Für die Gehirnerschütterung ist typisch das Erbrechen und die sofortige Bewußtlosigkeit bei fehlender Erinnerung an das Geschehen, bei Hirnquetschung ist schwere Bewußtlosigkeit, später Lähmung festzustellen, welche vom Arzte behandelt zu werden hat.

Viertes Kapitel.

Die Behandlung der Frisch-Operierten.

Den Frisch-Operierten muß eine ganz besondere Sorgfalt zuteil werden. Besonders wichtig ist die individuelle Behandlung der Operierten je nach dem Eingriffe, welchem sie sich unterzogen hatten. Man unterscheidet Kopfoperationen, Halsoperationen (Operationen an den Speise- und Luftwegen), Brustoperationen, Bauchoperationen und Operationen an den Gliedmaßen.

Allgemeine Maßnahmen zur Nachbehandlung Operierter.

Die Schmerzbekämpfung wird in den ersten Tagen meist mit Morphium, Dilaudid oder Pantopon oder anderen, die Alkaloide ersetzenden Präparaten durchgeführt. Dazu ist zu bemerken, daß solche Mittel nur mit ausdrücklicher Bewilligung des behandelnden Arztes gegeben werden dürfen und niemals das Pflegepersonal selbständig über diese giftigen Präparate verfügen darf. Wichtig ist auch, daß trotz aufregender Stunden der Giftkasten von der zuständigen Stationsschwester unter strengem Verschluß gehalten werden muß. Leichtere Schlafmittel dürfen ebenfalls nur mit Erlaubnis des Arztes verabreicht werden. Die Ursache dieser strengen Vorschriften ist, abgesehen von den Arzneimittelgesetzen, darin zu suchen, daß die Darmbewegungen durch solche Medikamente beeinflußt werden und durch fehlerhafte Verabreichung Darmschwächen (Darmlähmung) entstehen können.

Der postoperative Kollaps kann nur durch sofortige Injektion von Herzmitteln bekämpft werden. Allgemeine Vorschriften: Wärmezufuhr, den Kopf tief lagern.

Das Erbrechen bei Frisch-Operierten kann ganz verschiedene

Gründe haben. Es gibt ein Erbrechen, welches bei Schädeloperationen vom Gehirn ausgelöst wird. Ferner gibt es ein Erbrechen, welches sogar normalerweise am ersten Operationstage auftritt. Die Kranken erbrechen auch, wenn ihnen in den ersten Operationstagen zu viel Nahrung zugeführt wird. Besonders zu beachten ist das Erbrechen nach Magenoperationen, wenn Blut erbrochen wird und eine Magenblutung das Leben bedroht. In solchen Fällen ist sofort der Arzt zu verständigen. Erbrechen kann auch das Symptom eines Darmverschlusses oder einer beginnenden Bauchfellentzündung sein. Erbrechen in den ersten Operationstagen ist immer als eine Warnung aufzufassen und muß auf jeden Fall dem Arzte gemeldet werden.

In vielen Fällen wird eine Magenaushebung oder eine Magenspülung vorgenommen. Dazu sind der Magenschlauch mit dem Trichter sowie körperwarmes Wasser oder beispielsweise bei Magenblutungen $1^0/_{00}$ige Silbernitratlösung vorzubereiten. Bei Magenspülung Bettlägeriger soll man den Kranken stützen, eine Tasse unter das Kinn halten und außerdem mit einem Wachstuch oder einem Leintuch den Patienten so abdecken, daß nicht das ganze Bett mit der Spülflüssigkeit beschmutzt wird. Belladonna oder Nautisan enthaltende Stuhlzäpfchen sollen *eingefettet* eingeführt werden.

Maßnahmen bei Kopfoperationen.

Die Operationen im Bereiche des Kopfes werden aus verschiedenen Ursachen vorgenommen. Die exakteste Vorbereitung erfordern wohl die Kranken mit Geschwülsten des Gehirnes sowie solche Patienten, die einer Operation innerhalb der Schädelhöhle unterzogen werden müssen. Da hier die Gefahr einer Infektion besonders groß ist, muß durch sorgfältiges Rasieren etwa zwölf Stunden vor dem Eingriffe die Schädeldecke von den Haaren befreit werden. Weiters ist bei exakter Vorbereitung die Kopfhaut zu waschen und vor der Operation steril einzubinden. In einzelnen Anstalten wird das Rasieren des Kopfes erst unmittelbar vor der Operation vorgenommen, weil beim Rasieren möglicherweise kleine Kratzer entstehen, die so zur Schrundenbildung Anlaß geben können. Diese beschriebenen Maßnahmen sind also je nach Verordnung durchzuführen. Wichtig ist es auch zu wissen, daß manche Gehirnkranke kein Morphium verabreicht bekommen sollen und daß auch in diesem Belange der Arzt zu befragen ist, welche vorbereitende Einspritzung zur Operation ein beispielsweise etwas benommener Kranker bekommen soll. Es ist nämlich möglich, daß benommene Patienten durch eine narkotische Einspritzung in noch tieferen Schlaf verfallen und die Gefahr der Lungenentzündung dadurch gesteigert wird.

Für Harn- und Stuhlentleerung ist selbstverständlich vor der Operation zu sorgen. — Die meist in Lokalanästhesie oder mit *steriler* Narkose durchgeführten Kopfoperationen bedingen doch eine oft weitgehende Shockierung des Kranken. Solche, im Bereiche des Hirnschädels operierte Patienten haben nach dem Eingriffe sehr häufig Bewußtseinsstörungen; es kann auch nach diesen Operationen eine Atemlähmung eintreten. Es muß also vom Pflegepersonal unmittelbar nach der Operation die Pulszahl und die Atemzahl in der Minute festgelegt werden, um bei weiteren Beobachtungen Veränderungen dieser Werte sicher feststellen zu können. Ein verändertes Verhalten des Kranken ist sofort zu melden. Sehr wichtig sind die nach solchen Eingriffen erst am dritten und vierten Tage zu beobachtenden Lungenentzündungen, deren Ursache entweder in einer mangelhaften Atmung der Kranken oder in einer Aspiration (wörtlich: Einatmung) von Flüssigkeit oder gar Magensaft durch Verschlucken begründet ist. Diese Zustände werden außerdem durch die häufig vollkommene Gleichgültigkeit des Patienten gegen seine Umgebung, also durch seine Apathie, begünstigt; durch den komatösen Zustand, in welchem sich Schädeloperierte bei großen Hirntumoren mit Drucksteigerungen im Hirnraum befinden, wird sogar eine so schlechte Atmung hervorgerufen, daß die unmittelbare Folge eine Blutüberfülle der Lungenbasis und eine Lungenentzündung sein kann. Es ist weiters wichtig zu wissen, daß bei solchen Frisch-Operierten plötzliche Drucksteigerungen sehr gefährlich sein können und Kaffee und Alkohol dem Patienten nur bei ausdrücklicher Anordnung gegeben werden darf.

Die Lagerung solcher Patienten wird im allgemeinen mit leicht unterstütztem Oberkörper durchgeführt. Das Wartepersonal ist besonders zu verhalten, nach der Operation Stuhl- und Harnabgang zu kontrollieren, damit, falls er nicht spontan erfolgt, in dieser Hinsicht die entsprechenden Maßnahmen getroffen werden können.

Die Wartung der Schädelverletzten.

Ein großer Teil der Kranken in Unfallstationen sind Kopfverletzte. Es handelt sich hier um Kranke, die z. B. mit dem

Die Wartung der Schädelverletzten.

Kopfe irgendwie aufgefallen sind oder am Kopfe von irgendeinem Gegenstand getroffen wurden. Wir finden bei diesen Unfällen entweder Durchtrennungen der Kopfschwarte allein oder sogar des Knochens, also eine Eröffnung der Schädelhöhle.

Man unterscheidet außerdem offene und geschlossene Kopfverletzungen, je nachdem, ob eine äußere Wunde vorliegt oder ob die Haut über der Verletzung unversehrt geblieben ist. Alle diese Kranken können Schädigungen oder Verletzungen des Gehirnes erlitten haben, ohne äußere Wunden aufzuweisen.

In erster Linie kommen in Frage:
1. Die Gehirnerschütterung,
2. der Hirndruck,
3. die Hirnzertrümmerung.

Die Pflegeschwester soll also bei eingelieferten Unfällen sofort auf gewisse Symptome achten, um sie nötigenfalls dem Arzte melden zu können.

Ist der Patient bewußtlos gewesen oder hat er noch gesprochen? Hat der Patient Beine und Füße bewegen können? Hat der Patient erbrochen? War der Patient unruhig oder ruhig? Ist eine zunehmende Unruhe bemerkt worden? Hat die Atmung in der Zahl der Atembewegungen oder der Art der Atmung Änderungen erfahren? — Wenn möglich, ist die Pulszahl sofort an Hand der Uhr festzustellen.

Warum ist dies alles so wichtig? Weil eine anfänglich richtige Beobachtung einer gut geschulten Schwester wichtige Hinweise zur Diagnosenstellung des Arztes geben kann.

Der Hirndruck zeigt sich meist nach vorübergehendem oder anfangs klarem Bewußtsein. Langsam eintretende Bewußtlosigkeit, eine beginnende Lähmung und ein Langsamer- und Härterwerden des Pulses sind seine wesentlichen Merkmale.

Die Hirnzertrümmerung zeigt Lähmungen, tiefe Bewußtlosigkeit, schnarchende, unregelmäßige Atmung und Röcheln.

Für die bloße Gehirnerschütterung ist eine langsame Abnahme aller Symptome typisch. Der Hirndruck zeigt häufig im Gegensatz dazu eine stetige Zunahme der Beschwerden, zuerst Somnolenz, dann Bewußtlosigkeit, anfangs Bewegen aller Glieder, dann z. B. Lähmung irgendeiner Extremität. Die Pulszahl sinkt, d. h. der Puls wird langsamer. Wer im Pulszählen Übung hat, bemerkt eine zunehmende Härte des Pulses. Man versteht darunter, laienhaft gesprochen, ein Festerwerden und eine schwerere Unterdrückbarkeit des Pulses.

Zum besseren Verständnis sei noch erklärt, daß bei Unfällen eine in der Schädelhöhle verlaufende große Arterie zerreißen kann. Dieses Gefäß verläuft im Bereiche der Schläfenschuppe zwischen Knochen und harter Hirnhaut. Blutet es aus dieser Arterie, so drückt die ausgetretene Blutmenge das Gehirn, daher sehen wir bei Gehirndruck langsam zunehmende Symptome. Im Beginne der Erkrankung arbeitet auch das Herz langsamer und kräftiger, weil es den zusammengedrückten blutleeren Hirnteil mehr Blut zuführen soll. Der Puls wird langsamer und hart, man nennt diesen Vorgang Druckpuls. Die ärztliche Diagnose lautet Meningeablutung.

Die Kenntnis dieses Geschehens ist für die Schwester von großer Wichtigkeit, weil sie Kopfverletzte, auch wenn sie ganz munter scheinen und nicht klagen oder wenn sie so auffallend tief schlafen oder plötzlich über Verschlechterung, Schwindel und vermehrten Kopfschmerz klagen, beobachten muß. Sie soll ihre Wahrnehmungen im Zweifelsfalle sofort dem Dienstarzte melden, auch in der Nacht.

Wird der Hirndruck übersehen, so ist das Leben der Kranken gefährdet.

Die Verletzungen des Schädels sind oberflächliche oder tiefe. Je nach der Art der Behandlung wird ein Schädelverband angelegt oder nicht. Auf jeden Fall ist zu achten, daß die Verbände sich nicht verschieben. Kommt es doch dann und wann vor, daß der Verband von unruhigen Kranken verschoben oder gar entfernt wird, so muß er sofort erneuert werden. Unruhige Kranke müssen manchmal, um eine Ruhigstellung des Verbandes zu erzielen, für einige Stunden an Händen und Beinen ans Bett angebunden werden.

Bei allen diesen Verletzungen besteht die große Gefahr der Hirnhautentzündung. Auch die kleinste Wunde kann einmal tödlich enden. Es führen nämlich durch Lücken des Knochens Venen von der Oberfläche in das Schädelinnere, und bei Eiterungen oder Infektionen können auf diesem Wege Keime in die Tiefe dringen und die Hirnhaut infizieren. Daher kann die Asepsis nie streng genug beachtet werden.

Im allgemeinen heilen die Schädelverletzungen gut, außerdem sind schwere Schädelbrüche trotz großer Gewalteinwirkung nicht so häufig.

Die Harnkontrollen sind wie bei jedem anderen Kranken selbstverständlich. Besonders wichtig ist aber bei allen Kopfverletzten die Stuhlregelung. Der Arzt ist sofort auf Stuhlverhaltung aufmerksam zu machen. Bei leicht somnolenten Kranken oder Bewußtlosen ist auf diesen Umstand besonders zu achten.

Über die Ernährung entscheidet fallweise der Arzt. Auch Herzmittel dürfen nur über Anordnung gegeben werden.

Die Behandlung nach Operationen im Bereiche des Gesichtsschädels.

Bei Operationen im Bereiche des Ohres und der Nase hat das Pflegepersonal keine Möglichkeit, entsprechende Vorkehrungen zu treffen. Anders gestalten sich jedoch die Dinge bei Operationen in der Mundhöhle. Wenn es sich um Erwachsene handelt, so ist es meist notwendig, die Ernährung auf Flüssigkeiten zu beschränken und dem Kranken mit Hilfe eines an einer Schnabeltasse angesetzten Gummirohres ein möglichst leichtes Schlucken ohne die Notwendigkeit stärkeren Saugens zu ermöglichen. Bei Kindern kommt vor allem die Gaumenspaltenoperation in Frage. Grundsätzlich wird bei Frisch-Operierten eine Verabreichung von Nahrung, welche sich in den Nähten verfangen könnte, vermieden. Vor allem aber wird solche Nahrung gemieden, welche einen guten Nährboden für Bakterien abgibt. Die Ernährung von solchen Frisch-Operierten beschränkt sich daher in den meisten Fällen in den ersten Tagen auf Flüssigkeiten, Milch wird jedoch nicht gegeben. Wenn eine Ernährung mit breiiger Kost durchgeführt wird, was sich im Laufe der ersten Tage kaum machen läßt, so soll immer die Mundhöhle entweder ausgespült oder beispielsweise Tee zum Nachtrinken gegeben werden. Die Art der desinfizierenden Flüssigkeit zum Mundspülen bestimmt der Arzt. Bei Gaumenspalten soll der Patient nicht in liegender, sondern in sitzender Stellung mit einem Löffel gefüttert werden. Besonders zu berücksichtigen ist, daß bezüglich der Ernährung und des Verhaltens der Kranken nach der Operation verschiedenartige Vorschriften befolgt werden und daß eine Pflegerin in solchen Fällen vorher sich immer bei dem betreffenden Operateur erkundigen soll, welche Maßnahmen getroffen werden.

Wunden und Operationswunden im Bereiche des Gesichtes, namentlich an Mund, Augen und Nase, läßt man vielfach ganz frei, ohne jeden Verband; es hat sich nämlich gezeigt, daß durch Durchtränkung des Verbandstoffes mit den Sekreten aus Mund, Nase oder Augen das Keimwachstum gefördert wird, während freigelassene Wunden trocken bleiben und vielfach besser heilen. In manchen Krankenhäusern wurde diese Art der Wundbehandlung auch auf andere Körpergegenden mit gutem Erfolg ausgedehnt, nur müssen dann die Wunden durch ein Drahtgitter geschützt sein.

Maßnahmen nach Struma-Operationen.

Infolge der Lage des Operationsgebietes am Halse, in der unmittelbaren Nähe großer Gefäße und Nerven sowie der Luft- und Speiseröhre erfordern die Kropfoperationen eine besondere Besprechung. Nach Kropfoperationen hat die Pflegeschwester das Hauptaugenmerk darauf zu richten, daß der Patient genügend Luft habe und der Verband nicht allzusehr von Blut durchtränkt sei. Denn Erstickung und Verblutung sind die Hauptgefahren nach Kropfoperationen. Die Erstickung kann dadurch zustande kommen, daß ein immer mehr anwachsender Bluterguß die Luftröhre zusammendrückt. Eine leicht bläuliche Verfärbung des Patienten ist noch nicht alarmierend und oft unvermeidlich, bei stärkerem Lufthunger aber ist sofort der Arzt zu holen, damit er nötigenfalls durch Lüftung der Nähte dem Bluterguß Abfluß und damit der Luftröhre Platz schaffen kann. Der Lufthunger ist häufig darauf zurückzuführen, daß die Knorpel der Luftröhre durch einen krankhaften Prozeß erweicht sind (Tracheomalazie) und so die Luftröhre beim Einatmen sich einfach wie ein weicher Schlauch abplattet und keine Luft durchläßt. In diesem Falle muß eine Tracheotomie vorgenommen werden. Die Erkennung all dieser Komplikationen und ihre sofortige operative Behebung kann nur durch den Arzt erfolgen, die Schwester muß nur den Arzt rechtzeitig holen und auch ein Tracheotomiebesteck bereit halten, wenn sich ernstere Anzeichen von Lufthunger bemerkbar machen.

Der Lufthunger nach Kropfoperationen braucht nicht immer mechanisch bedingt zu sein, sondern kann auch auf einer Herzschwäche beruhen und schwindet dann meist nach Sauerstoffatmung, Behandlung mit Herzkühler und Beruhigungsmittel (Mo. oder Dilaudid), allenfalls auch Herzmittel. Zuweilen kann auch ein Asthmaanfall einen Erstickungsanfall vortäuschen.

Die an Kropf operierten Patienten haben in den ersten Tagen nach der Operation beim Schlucken und Husten ziemliche Schmerzen und müssen daher zur Vermeidung einer Sekretansammlung in den Luftwegen mindestens 2mal täglich inhalieren. — Die Schwester soll auch darauf achten, ob die Patienten Krämpfe und Pfötchenstellung der Hände zeigen, was auf eine Tetanie schließen ließe.

Mehrtägiges Fieber nach Kropfoperationen geht auf eine Erhöhung des Stoffwechsels durch das bei der Operation in das Blut gelangte Inkret (Hormon) der Schilddrüse zurück und ist für sich allein noch nicht als Anzeichen einer Infektion der Operationswunde zu werten.

Die Lagerung nach Kropfoperationen ist halb sitzend.

Maßnahmen nach Operationen im Bereiche der Speise- und Luftwege.

Neben den allgemeinen postoperativen Gefahren besteht nach Operationen an den Speisewegen die Hauptgefahr im Aufgehen einer Naht (falls Nähte gemacht wurden!) und nach Operationen an den Luftwegen in der Erstickung, welche entweder durch eine Blutung in die Luftwege (Aspiration) oder eine Schwellung erfolgen kann.

Alle im einzelnen Falle notwendigen Vorsichtsmaßregeln können hier nicht besprochen werden und folgen auch keiner allgemeinen Regel. Die Schwester muß sich nur dessen bewußt sein, daß die genaueste Befolgung sämtlicher durch den Arzt nach Operationen an den Speisewegen getroffenen Anordnungen und Einschränkungen in der Verabreichung von Speisen und Getränken deshalb von so enormer Bedeutung ist, weil durch eine Unvorsichtigkeit in dieser Richtung eine Naht aufgehen und so den Tod des Patienten bewirken kann.

Die Gefahr des Aufgehens einer Naht ist oft nach drei Tagen sogar größer als am ersten Tage, weil viele Nähte am ersten Tage noch einfach mechanisch halten, während an den folgenden Tagen um die Stichkanäle Resorptionen eintreten, wodurch die Naht nicht mehr so fest sitzt und nur durch eine noch ganz zarte Verklebung und beginnende Verwachsung der Wundränder hält. Wird diese kritische Zeit überwunden, ist alles gut, während anderenfalls der Tod unausbleiblich sein kann.

Es wurde dessen hier nur aus dem Grunde Erwähnung getan, damit die Pflegerin auf Grund des Verständnisses für diese Vorgänge die ihr sonst nicht so wichtig und sogar widersprechend erscheinenden Anordnungen befolgt.

Maßnahmen nach Thoraxoperationen.

Die hauptsächlich am Brustkorbe ausgeführten Eingriffe werden entweder durch Verletzungen bedingt, z. B. Lungenschüsse und Stichverletzungen, oder durch Erkrankungen, wie

z. B. Rippenfellentzündungen, bei welchen eine Drainage des Rippenfellraumes nach außen vorgenommen wird. Einengungsoperationen des Brustkorbes werden bei Tuberkulose und Rippenfellresthöhlen durchgeführt. Die Maßnahmen bei diesen Frisch-Operierten sind je nach ihrem Zustande verschieden.

Die Verhaltungsmaßnahmen bei Schuß- oder Stichverletzungen im Bereiche des Brustkorbes werden dadurch bestimmt, daß auf eine eventuell zunehmende innere Blutung bei diesen Kranken geachtet werden muß. Meist ist zur Beruhigung dieser Menschen eine Alkaloidgabe, bzw. Pantopon oder Mo. vom Arzte angeordnet worden. Es ist nun darauf zu achten, ob zunehmende Blässe, ein Kleiner- oder Schnellwerden des Pulses, zunehmende Unruhe, Blaßwerden der Schleimhäute, insbesondere der Lippen und der Augenbindehäute auf eine Verschlechterung hinweisen und die nochmalige Verständigung des Arztes erfordern. Solche Frischverletzte bedürfen unbedingt der Ruhe, und man soll ihnen auch nur nach Angabe des Arztes Flüssigkeiten verabreichen. Eine reichliche Flüssigkeitszufuhr kann bei diesen Kranken durch Hochdrängen des Zwerchfelles und Verdrängung des Herzens eine beträchtliche Steigerung der Beschwerden hervorrufen. Die Feststellung des Blutergusses und die Röntgendurchleuchtung obliegt dem Arzte.

Die Brustfelleiterungen.

Die Brustfelleiterungen, welche verschiedener Natur sein können, erfordern die Anlegung einer kleinen Öffnung in der Brustwand und Einführung eines Schlauches, um den Abfluß des eitrigen Inhaltes zu ermöglichen. In manchen Fällen ist es sogar notwendig, einen Teil der Rippen zu entfernen, um eine breite Öffnung und einen größeren Abfluß zu erhalten. Die einem solchen Eingriff unterzogenen Kranken werden also mit einem eingesetzten Schlauch, der zugestöpselt ist, in das Krankenzimmer gebracht. Hier wird das durch Ansetzen weiterer Schläuche verlängerte Schlauchende in eine mit Skala versehene Flasche, die zu einem Drittel mit Wasser gefüllt ist, geführt. Das Schlauchende muß unter das Niveau des Wasserspiegels tauchen. Auf diese Weise wird vom höherstehenden Flüssigkeitsspiegel des Eiters in die tieferstehende, mit Wasser gefüllte Flasche mit Hilfe der Heberwirkung der Eiterabfluß bewerkstelligt. Taucht der Schlauch nicht unter die Flüssigkeit, so fällt die Heberwirkung weg. Außerdem soll der Schlauch mit Flüssigkeit gänzlich gefüllt werden. Aus dieser Flasche kann durch eine zweite Öffnung Luft abgesaugt und so ein Unterdruck erzeugt werden, so daß die Saugwirkung im Thoraxraume erhöht wird. Der Unterdruck wird genau nach ärztlicher Verordnung ausgeführt.

Für die Pflege der Rippenfelleiterungen (Empyeme) ist es wesentlich zu wissen, daß entweder eine direkte Ableitung des Eiters in eine Flasche möglich ist, oder daß in einer solchen Flasche mit Hilfe des Unterdruckes, den man gewöhnlich mit einer Wasserstrahlpumpe erzeugen kann, ein vermehrtes Absaugen erzielt wird. Ein direktes Absaugen mit der Wasserstrahlpumpe ohne Zwischenschaltung von Gefäßen verursacht Schmerzen und soll daher nicht gemacht werden.

Bei alten Brustfelleiterungen kommt es vielfach nicht zu entsprechender Ausdehnung der durch die Eiterung zusammengepreßt gewesenen Lunge. Um diese doch zu erzielen, gibt man solchen Patienten Luftpolster zum Aufblasen, Kindern eine Trompete zu blasen, oder läßt verständige Patienten sich auf die gesunde Seite legen, den Arm der kranken Seite über den Kopf erheben und leicht summend so lange als möglich Luft ausblasen. Diese Atemübungen sollen die kranke Lunge noch weiter ausdehnen, um die Möglichkeit einer Ausfüllung und dadurch Abheilung von Resthöhlen zu bewirken.

Die Einengungs-Operationen.

Diese werden meist in zwei Sitzungen durchgeführt, wobei dem Kranken aus einer Reihe von Rippen Teile entfernt werden, um den Brustkorb entsprechend zu verkleinern. Unmittelbar nach der Operation wird in typischer Weise ein entsprechender Verband angelegt, sei es mit elastischen Gummibinden, bzw. Elastoplast, Lomaplast usw. Sie haben die Aufgabe, den zahlreicher Rippenteile beraubten Brustkorb einen entsprechenden Halt zu gewähren und außerdem durch Druck die Einengung der Brusthöhle von vornherein festzuhalten. Das Wesentliche bei diesen Frisch-Operierten ist, daß solche Verbände nicht gelockert werden dürfen, doch müssen sie, falls sie wirklich zu enge sind, vom Arzte entsprechend korrigiert werden. Auf keinen Fall darf Pflegeperson oder Patient selbständig vorgehen. Weiters ist es sehr wichtig, solchen Kranken in den ersten Tagen oft reichlich Beruhigungsmittel zu verabfolgen, weil beim Nachlassen des Schmerzes ein besseres und ruhigeres Atmen, bzw. Aushusten erfolgt. Aus diesem Grunde soll peinlichst auf die vorgeschriebenen Zeiten der Verabreichung von Injektionen geachtet werden. Unruhe, Klagen über Herzklopfen, über Beklemmungsgefühl soll bei solchen Patienten immer ernst genommen werden, ja solche Frisch-Operierte bedürfen sogar mehrmaliger ärztlicher Kontrolle.

Was die Ernährung der Lungenoperierten anbetrifft, so ist meist in einigen Tagen eine ziemliche Freigebigkeit gestattet, wobei aber immer zu beachten ist, daß zu reichliche feste Nahrung oder Getränke, ferner eine mangelhafte Stuhlentleerung ein Hochtreten des Zwerchfelles mit nachfolgender Erschwerung der Herztätigkeit nach sich ziehen.

Maßnahmen nach Bauchoperationen.

Bei Bauchoperierten ist vor allem, je nach den verschiedenen Eingriffen, die Ernährung zu regeln. Die Diätvorschriften für die einzelnen großen Operationsgruppen müssen genauestens eingehalten werden, weil sonst die Gefahr besteht, daß durch unrichtige Maßnahmen schwerste Schäden, ja sogar durch Aufgehen der Nähte eine Bauchfellentzündung hervorgerufen wird.

Typische Vorschriften nach Blinddarmoperationen. Operationstag: abends Tee löffelweise; über die Nacht höchstens eine Schale voll. 1. Tag: Tee mit Milch, Flüssiges. 2. Tag: Flüssiges, eventuell leichte Mehlspeise. 3. Tag: Milchspeise, abends leichte Mehlspeise. 4. Tag: wie der dritte. 5. Tag: Brot und Fleisch in leichter Form erlaubt. In den folgenden Tagen sind blähende Speisen noch zu vermeiden.

Wie nach jeder Operation, ist auch nach Blinddarmoperationen für den Stuhlgang Sorge zu tragen. Am ersten Tage gibt man ein Darmrohr (das ist ein einfaches, gefettetes, etwa kleinfingerdickes Gummirohr, welches etwa 10 cm tief eingeführt wird) zur Überwindung des Schließmuskels beim Abgang der Winde. Vom 2. Tage an Klysmen zu 200 ccm bei Erwachsenen. Abführmittel und Einläufe erst ab 5. Tag und nur über ärztliche Anordnung. Obwohl die Patienten nach Blinddarmoperationen, wenn alles gut geht, meist schon am 6. Tage aufstehen dürfen, ist immer noch eine gewisse Vorsicht am Platze.

Nach Dünndarmresektionen. Am Abend des 1. Tages löffelweise Tee. 2. Tag: Flüssiges. 3. Tag: eventuell leichte Milchspeisen. 4. Tag: Milchspeisen. 5. Tag: Mehlspeisen. 6. Tag: Fleisch und Brot erlaubt. — Für den Stuhlgang nach Dünndarmoperationen sorgt man durch Abführmittel, die je nach Art der Operation über ausdrückliche Verordnung des Arztes oft schon am 1. Tage verabfolgt werden.

Nach Dickdarmresektionen. Am Operationstage abends Tee. Am 1., 2. und 3. Tage Flüssiges. Am 4. Tage Milchspeise. Am 5. Tage Mehlspeise. Vom 6. bis zum 9. Tage Mehlspeise. Am 9. Tage faschiertes Fleisch und Haschee. Erst nach dem 14. Tage normale

Maßnahmen nach Bauchoperationen.

Kost. Bei Dickdarmoperationen ist den Diätvorschriften die größte Aufmerksamkeit zu schenken, weil oft nach Ablauf einer Woche bei Diätfehlern schwere Komplikationen ausgelöst werden können.

Nach Dickdarmoperationen hält man am besten den Stuhl schon am ersten Tage nach der Operation durch Abführmittel flüssig (Rizinusöl). Einläufe werden überhaupt nicht gegeben und auch bei Klysmen ist jedesmal der Arzt über die Menge zu befragen, damit nicht durch eine zu große Flüssigkeitsmenge eine Darmnaht gesprengt wird. Selbstverständlich dürfen die Patienten nach größeren Bauchoperationen, insbesondere nach Bruchoperationen, erst entsprechend später aufstehen als wie nach Blinddarmoperationen. Aufstehen darf ein Patient stets nur nach spezieller Genehmigung des Arztes. Der genaue Zeitpunkt des Aufstehens wird in den verschiedenen Krankenhäusern auch verschieden festgelegt.

Nach Magenoperationen. Operationstag: entweder nichts oder 1—2 Löffel voll ungezuckerten Tee. 1. Tag: bei gutem Zustande kaffeelöffelweise Tee, vor- und nachmittags nicht mehr als eine Schale voll. 2. Tag: Tee mit Milch. 3. Tag: Flüssiges mit Vorsicht. 4. Tag: Flüssiges, große Vorsicht, kleine Portionen. 5. Tag: Suppe, leichte Einbrenn, Kaffee, Chaudeau. 6. Tag: Milchspeisen, ebenso am 7., 8. und 9. Tage. 10. Tag: Mehlspeise. Erst am 12. Tage zartes Fleisch. Normale Kost nicht vor dem 16. Tage. — In den ersten zwei Tagen besteht nur die Gefahr der Blutung, weshalb bei Blutbrechen sofort der Arzt zu verständigen ist, der dann nötigenfalls den Magen mit $1^9/_{00}$iger Silbernitratlösung spült. Die Folgen des Aufgehens einer Naht machen sich meist zwischen dem 3. bis 6. Tage durch eine Bauchfellentzündung bemerkbar (rascher, kleiner Puls, trockene Zunge, verfallenes Aussehen, Bauchdeckenspannung).

Eine der gefährlichsten Komplikationen nach Magenoperationen ist die postoperative Lungenentzündung (Pneumonie), welche auch nach anderen Operationen vorkommt, ganz besonders häufig aber nach Magenoperationen. Ihre genaueren Entstehungsursachen sind heute noch sehr umstritten, weshalb nähere Erörterungen darüber den Rahmen dieses Buches überschreiten würden. Die Pflegeschwester muß aber wissen, daß die vom Arzte zu treffenden Anordnungen zur Verhütung der Pneumonie sehr gewissenhaft ausgeführt werden müssen. Der Patient ist mehrmals täglich zum Aushusten und kräftigen Atmen aufzufordern und die Schwester muß ihm zeigen, wie er durch Druck auf die Wunde den Schmerz beim Aushusten vermeiden kann. Sämtliche etwa angeordnete Kampfer- und Chinininjektionen sowie allenfalls auch angeordnete Wickel müssen pünktlich gegeben werden. Auch der Brusttee ist, wenn er angeordnet wurde, ein durchaus ernst zu nehmendes Medikament. — Der Stuhlgang wird durch Klysmen und Einläufe erzielt.

Nach Gallenblasenoperationen. Operationstag: abends löffelweise Tee. 1. Tag: Flüssiges, ebenso am 2. Tage. Am 3. Tage Milchspeise, am 4. Tage Mehlspeise, leichtes Gemüse. Am 5. Tage gehacktes oder geschabtes Fleisch. Bei gutem Zustande darf ein Glas dunkles

Bier erlaubt werden. Am 6. Tage ebenso (zartes Fleisch). In den nächsten Tagen vorsichtige Normalkost.

Wenn bei einer Gallenblasenoperation aus irgendwelchen Gründen ein Drain (T-Rohr) belassen wurde, durch welches dann Galle abfließt, so ist das ableitende Rohr mittels einer Sicherheitsnadel, welche — das Rohr umfassend — am Bettrande befestigt wird, so zu sichern, daß es nicht durch zufällige Bewegungen des Kranken herausgerissen wird. Deshalb muß das Rohr einen gewissen Spielraum haben und darf durch die Nadel nur niedergehalten, nicht aber fixiert werden, damit das Rohr den Bewegungen des Kranken folgen kann. — Die abgeflossene Galle ist sorgfältig aufzuheben und zu messen.

Wird in späterer Zeit nach einer Gallenblasenoperation eine bestimmte Diät vorgeschrieben, so muß diese absolut eingehalten werden, weil die geringste Abweichung von derselben den Heilerfolg gänzlich vereitelt. Dies gilt besonders von der Kohlehydratdiät, durch welche es oft gelingt, Gallenfisteln zu schließen.

Maßnahmen bei Darmlähmung.

Jeder Kranke hat durch die Bettruhe allein meist eine leichte Darmlähmung. Zum Verständnis der normalen Verdauung ist es wichtig zu wissen, daß der normale Mensch in regelmäßigen Abständen Stuhl absetzt und, falls diese Entleerung zu bestimmter Zeit nicht stattfindet, Unregelmäßigkeiten der Darmtätigkeit sehr leicht die Folge sind. Daher soll bei Frisch-Operierten, wenn normalerweise Stuhl durch die üblichen Maßnahmen erzielt wird, wenn möglich am Morgen zu gleicher Stunde Stuhl erreicht werden. Bei Frisch-Operierten muß man in den ersten Tagen infolge einer bestehenden Darmschwäche durch Klysmen oder Einläufe regelmäßige Entleerung erzielen.

Man unterscheidet ein Klysma, einen kleinen und einen großen Einlauf. Das Klysma ist die Instillation von 100 bis 200 ccm Öl und Glyzerin. Der kleine Einlauf ist die Einbringung von einem halben Liter Seifenwasser mit Glyzerin oder Sennesblättertee oder von Kamillentee. Der große Einlauf ist das Einfließenlassen von einem Liter Flüssigkeit. Es gibt außerdem noch Darmspülungen, sogenannte Darminnenbäder, die aber eine eigene Behandlungsart für innere Erkrankungen darstellen. Wenn der Patient ein Klysma bekommt, so füllt sich nur das Endstück des Mastdarmes und das Glyzerin bewirkt einen Reiz auf den Darm, der häufig den ganzen Dickdarm zur Tätigkeit anspornt. Der kleine Einlauf füllt nicht nur den Mastdarm, sondern auch den absteigenden Teil des Dickdarmes, der große Einlauf kann bis zum Blinddarm vordringen. Es ist für die Pflegerin also besonders wichtig zu wissen, daß bei Frisch-Operierten, und besonders bei Dickdarmoperierten, große Vorsicht am Platze ist. Im allgemeinen wird am ersten Tage nach der Operation ein Klysma verabfolgt, in den späteren Tagen ein kleiner Einlauf. Mehrmalige Klysmen und Einläufe dürfen nur mit Zustimmung des Arztes vorgenommen werden. Bei eingetretener Darmschwäche ist, abgesehen von Heißluft, Thermophorgaben und Präparaten, welche zur Hebung der Darmtätigkeit als Einspritzungen verabfolgt werden, in einigen Fällen bei Frisch-Operierten ein Abführmittel erlaubt. Solche Gaben dürfen nur über bestimmte Vorschrift gegeben werden. Zu erwähnen ist die Rhizinusölgabe nach Dickdarmoperationen.

Maßnahmen bei Magenatonie.

Nach Bauchoperationen, namentlich nach Oberbauch- und besonders Magenoperationen, tritt in seltenen Fällen eine Lähmung der Magenmuskulatur ein, welche zu einer enormen Überfüllung des Magens mit Flüssigkeit führt. Das für die Schwester erkennbare Symptom dieser leider manchmal tödlich verlaufenden Komplikation ist ein oft sehr reichliches und gußweises Erbrechen übelriechender mißfärbiger Flüssigkeit. Das Erbrochene ist bei der Visite dem Arzte zu zeigen, der dann mit vorsichtigen Magenspülungen den Zustand zu beheben trachtet; manchmal wird hierbei auch eine Duodenalsonde benötigt.

Maßnahmen nach Operationen an den Extremitäten.

Falls Eingriffe an den Armen oder Beinen durchgeführt werden, so ist entweder allgemeine Narkose oder eine örtliche Umspritzung notwendig. Abgesehen von der Gefahr der Aspiration bei diesen narkotisierten Patienten, ist postoperativ die Gefahr der Lungenentzündung wesentlich geringer als bei anderen Operationen, weil die Kranken ohne Schmerzen meist gut durchatmen können. Wichtig ist es, darauf zu achten, daß, besonders beim Erbrechen, eventuelle Verbände, vor allem fixierende, wie Gipsverbände, nicht beschmutzt werden, weil solche Verbände längere Zeit liegen müssen. Die geschulte Warteperson hat auch sofort darauf zu achten, daß die Extremität zweckentsprechend gelagert wird. So lagert man beispielsweise den Ober- oder Unterarm auf ein weiches Kissen. Die Hochlagerung irgendeiner Extremität erreicht man durch Lagerung auf Kissen oder Schienen. Wenn die untere Extremität gelagert werden soll, ist zwecks Vermeidung des Umkippens des Fußes ein Anlegen von Sandsäcken beiderseits von Unter- und Oberschenkel empfehlenswert. Das Hochlagern beider Beine wird durch Hochstellen des Bettendes in einfacher Weise erreicht. Sollte die Bettdecke einen lästigen Druck ausüben, so kann der Fuß durch eine Reifenbarre vor dem Druck der Bettdecken geschützt werden.

Das Wichtigste ist die Kontrolle des Kreislaufes in der operierten Extremität; die Warteperson muß auch die Färbung des Beines oder Armes genau beobachten. Die normale rosige Farbe wird bei zu engen Verbänden verschwinden und einer blauen Farbe Platz machen. Ist der Verband so eng, daß die Blutzirkulation überhaupt unterbrochen ist, so kann das entsprechende Glied sogar blaß werden. Diese Einschnürung, welche besonders bei Gipsverbänden, aber auch bei anderen Verbänden beobachtet werden kann, ist nicht immer auf fehlerhafte Verbände zurückzuführen. Auch eine Schwellung, welche postoperativ im Bereiche des Wundgebietes oder der entsprechenden Extremität eintritt, kann diesen Zustand der Enge erzeugen.

Bei versorgten frischen Verletzungen kann das Klagen des Patienten über zu engen Verband auf eine Gasbrandinfektion hindeuten. In solchen Fällen ist unbedingt dem Arzte sofort Mitteilung zu machen. Verbände im Bereiche des Kniegelenkes, bei denen die Gefäße an der Rückseite nicht durch eine Schiene geschützt sind, können sehr leicht abschnürend auf den Kreislauf wirken. Die Zeichen des zu engen Verbandes sind Blauwerden der Extremität, taubes und pelziges Gefühl, Einschlafen des Beines, Unbeweglichkeit der Zehen, fehlender Puls in den Arterien. Zu enge Verbände müssen sofort vom Arzte aufgeschnitten werden. Bei Eröffnung solcher Verbände, besonders von Gipsverbänden, bei denen Instrumente benötigt werden, ist es wichtig, Nebenverletzungen der Haut zu vermeiden. Man darf also nicht mit einer spitzen Schere solche Verbände zu eröffnen suchen. Beim Aufschneiden des Verbandes ist weiterhin besonders darauf zu achten, daß durch diese Maßnahmen nicht in frischem Wundgebiet eine Störung der Asepsis hervorgerufen werde.

Als Regel gilt es, die Klagen der Frisch-Operierten im Bereiche der Extremitäten, auch wenn es sich um nervöse Personen handelt, immer ernst zu nehmen und auf jeden Fall eine sorgfältige Kontrolle des Verbandes durchzuführen. Nichtbeachtung dieser Vorschrift kann in einzelnen Fällen leicht eine Unterlassung bedeuten, die unangenehme Folgen nach sich zieht.

Allgemeines über die Lagerung der Operierten.

Zur Entspannung der Bauchmuskulatur und der Wunde wird der Patient in halb sitzende Lage gebracht, schwere Fälle bekommen zur Erleichterung einen Luftring unter das Gesäß. Sehr wichtig ist die Verhütung von Lungenkomplikationen, welche häufig durch Aufmerksamkeit in der Pflege vermieden werden können. Abgesehen von der halb sitzenden Lagerung, welche ein besseres Durchatmen ermöglicht, sollen diese Frisch-Operierten schon am ersten Operationstage inhalieren. In manchen Abteilungen wird zur Prophylaxe gegen Lungenentzündung eine Kampfer-Chinin-Vorbereitung durchgeführt. Für die Prophylaxe ist es wichtig, daß sie — genau den Vorschriften entsprechend — sofort nach der Operation einsetzt. Wenn ein Patient nicht richtig tief atmen kann, so kann man ihn mit Hilfe von Kohlensäureeinatmung zwingen, mehrmalige tiefe Atemzüge zu machen.

Fünftes Kapitel.

Spezielle Pflegeakte.

Wartung aller Arten von Fisteln.

Bei manchen Operierten wird zur Ernährung oder zur Entleerung eine Fistel angelegt. Die Ernährungsfisteln sind am Magen oder im obersten Dünndarm gelegen. Der Chirurg legt sie so an, daß ihre Öffnung durch einen langen Kanal gebildet wird, von dem man weiß, daß er nach Herausziehen des Schlauches die Fistelöffnung rasch schließen wird. Für die Pflegerin ist es vor allem wichtig, daß sie sich darüber klar ist, daß solche Gummirohre exakt befestigt werden müssen, weil sonst die Gefahr des Herausfallens und des raschen Schließens einer Ernährungsfistel besteht. Weiters ist aber noch zu erwähnen, daß die Wiedereinführung eines solchen Schlauches immer gefährlich ist, weil man, ohne besondere Gewalt anzuwenden, in dem einen oder dem anderen Falle einen unrichtigen Weg in die freie Bauchhöhle nehmen kann und der Patient dadurch schwerstens gefährdet ist.

Die Entleerungsfisteln im untersten Dünndarm und die Entleerungsfisteln im großen Gallengang sind nicht nur durch ein Gummirohr, das gut befestigt werden muß, versorgt, sondern es muß auch mit Hilfe eines Glasansatzes ein längerer Gummischlauch angebracht werden, der in eine Flasche, welche teilweise mit Wasser gefüllt ist, mündet. Die Wasserhöhe soll auf der Flasche bezeichnet werden, damit die Menge der abgeflossenen Galle oder des Stuhles dem Arzte genau sichtbar ist. Unter Wasser muß der Schlauch deshalb tauchen, damit der Ausfluß durch Heberwirkung leichter vonstatten geht. Der Schlauch soll nach Möglichkeit keine Luftblasen enthalten.

Bei Dickdarmfisteln wird die Darmwandung meist erst einige Stunden bis Tage nach ihrer Anlegung aufgebrannt. Bei gewissen Fisteln ist unter die Darmlängsachse ein Gummischlauch, mit Blei gefüllt, durchgeschoben, um das Zurücksinken des betreffenden Darmabschnittes in die Bauchhöhle zu verhindern. Für die Pflege ist es wichtig zu wissen, daß das Aufbrennen des Darmes nicht schmerzhaft ist, also kein Anästhetikum vorbereitet werden muß, daß aber beim Aufbrennen des Darmes mit dem Paquelin oder elektrischen Brenner doch manchmal ein Darmgefäß bluten kann und daher bei diesen Maßnahmen einige Klemmen oder Schieber zum Fassen eines spritzenden Gefäßes vorgerichtet sein sollen.

Die Pflege der verschiedenen Fisteln erfordert eventuell mehrmaliges Wechseln des Verbandes. Besonders wichtig ist die Hautpflege bei solchen fistulösen Prozessen. Welcher Art eine Fistel auch immer sein mag, die dauernde Benetzung der Haut, die Feuchtigkeit ruft eine Reizung der Haut hervor, und es können durch jede Fistel Infektionen der Haut entstehen. Es ist daher leicht möglich, daß sich in der Nähe der Fisteln bei mangelhafter Wartung Furunkeln bilden, weil die Eitererreger die oberflächlichsten Schichten der Haut infizieren können. Außerdem wird manchmal eine Entzündung oder ein Abszeß in der Nähe einer Fistel beobachtet. Gefährlich ist jedoch die von solchen Fisteln ausgehende Rotlaufinfektion, welche gar nicht so selten beobachtet wird. Sie kommt nicht nur im Bereiche der Darmfisteln vor, sondern auch bei Fisteln aus dem Brustfellraume, bei Bronchialfisteln und anderen Fisteln. Durch den dauernden Reiz kann es in der Umgebung der Fistel auch zu einem Ekzem kommen.

Nicht jeder Fistelinhalt ist als sehr infektiös und mit Eitererregern vermischt anzusehen; jedoch gilt es als Regel, bei diesen Verbänden auch strenge Asepsis walten zu lassen und das Verbandmaterial, welches mit diesen Sekretmassen durchtränkt ist, in entsprechend geschlossenen Gefäßen von der Abteilung der Reinigung oder der Vernichtung zuzuführen. Tuberkulöser Fisteleiter ist dünnflüssig, manchmal bröckelig, graugrünlich. Ganz ähnlich, kleine Bröckelchen enthaltend, kann der Strahlenpilzeiter aussehen, welcher bei unreiner Wartung Anlaß zur Infektion geben kann. Es gilt also als Regel, diese Verbandstoffe sofort in entsprechende Tassen oder Büchsen zu geben und im chirurgischen Betriebe auch auf septischen Stationen die größte Reinlichkeit walten zu lassen.

Die Darmfisteln sind entsprechend der Höhe ihrer Lage verschieden in ihrem Inhalt. Je höher eine Darmfistel liegt, also etwa im oberen oder unteren Dünndarm, desto ätzender und desto verdauender wirkt der ausfließende Darminhalt. Da die Verdauungssäfte des Darmes auf der Haut weiterwirken können, kann es zu Entzündungen und Reizungen der Hautdecken kommen. Für die Wartung solcher Fisteln ist es ungemein wichtig, daß auch die Pflegerin weiß, wie die Haut geschützt werden kann. Es ist notwendig, bei solchen Fisteln die Hautdecke zuerst exakt zu reinigen, zuletzt mit Benzin oder Äther zart tupfend abzuwaschen, vielleicht mit dem Föhn die Haut nochmals zu trocknen und anzuwärmen und dann mit Zinkpaste oder anderen vom Arzte angegebenen Salben stärkerer Konsistenz die Haut zu bestreichen und zu schützen. Das Einföhnen der Pasten und Salben in die Hautdecke gewährt den besten Schutz gegen das Abbröckeln dieser Salbenmassen.

Außerordentlich gut bewährt hat sich die Pinselung der Haut mit Gummilösung, welche, in einer dünnen Schicht aufgetragen, die Hautdecke schützt; Entzündungen (Ekzeme) werden dadurch verhindert, daß die andauernd fließenden Säfte die Haut nicht mehr benetzen können.

Die Höhe der Kotfisteln wird manchmal durch Eingeben von Mohnkörnern festgestellt, weil diese Mohnkörner unverdaut abgehen und entsprechend der Anzahl der Stunden, nach denen sie wieder erscheinen, auf die Höhe der Fistel geschlossen werden kann. Harnfisteln werden durch Einspritzen von Farbstofflösungen ermittelt. Diese Tatsachen sind für die Wartung deshalb wichtig, weil dem behandelnden Arzte genaue Mitteilung über die Zeit des Erscheinens der Mohnkörner usw. gemacht werden muß, um die tatsächliche Höhe einer solchen

Fistel feststellen zu können. Natürlich kann heute eine Fistel röntgenologisch mit verschiedenen Kontrastmitteln in ihrer Höhe, Form und Ausdehnung entsprechend ihrem Sitz genau ergründet werden. Trotzdem ist es wichtig, bei diesen einfachen Methoden ebenfalls die richtige Wartung durchzuführen.

Bei Gallenfisteln wird das Sekret aufgefangen, und es kann vorkommen, daß die gewonnene Galle dem Patienten wieder zugeführt werden muß. Man kann dies mit Hilfe des Magenschlauches ohne besondere Schwierigkeiten bewerkstelligen. Für die Pflege ist es aber immer wichtig zu wissen, daß die Sekrete aller Fisteln im entsprechenden Falle den Arzt ihrem Aussehen, ihrem Inhalte und ihrer Menge nach interessieren können. Es ist daher für die Wartung notwendig, daß sie sich vom Arzte von vornherein die entsprechenden Weisungen bezüglich des Aufhebens verschiedener Flüssigkeiten geben läßt.

Gewisse Fisteln können durch künstliches Verschließen, d. h. durch Verhinderung des Abflusses durch die Fistelöffnung, zum Versiegen gebracht werden. Dies gilt für verschiedene Darmfisteln. Zu diesem Zwecke kann man im Bereiche der Fistelöffnung einen entsprechend gerollten Tampon — wie eine Pelotte — mit Hilfe von Heftpflastern befestigen und so den Verschluß, bzw. eine absolute Dichtigkeit der Fistelöffnung erreichen. Solche Maßnahmen dürfen allerdings nur im Auftrage des Arztes durchgeführt werden.

Auf septischen Stationen ist es häufig während der Visite notwendig, Fisteln zu sondieren, und es ist daher selbstverständlich, daß sterile dünne und stärkere Sonden ständig bereit gehalten werden müssen.

Zur Erweiterung von Fistelöffnungen ist es oft notwendig, einen Laminariastift einzuführen. Diese Stifte, welche ursprünglich ganz dünn sind, werden vom Arzte eingebracht und quellen auf das 3- bis 4fache ihrer früheren Größe auf. Das Aufquellen kann den Patienten Schmerzen verursachen, und es ist darauf zu achten, daß diese Stifte weder vom Patienten selbst entfernt werden noch in der Wunde verlorengehen. Daher lautet die Vorschrift, daß Laminariastifte, welche eingeführt worden sind, immer sorgfältig im Bereiche der äußeren Fistelöffnung zu befestigen sind.

Die wichtigste Aufgabe der Pflegeschwester, welche sie unbedingt und ohne jedesmal besonders darauf aufmerksam gemacht zu werden, gewissenhaft erfüllen muß, ist der Schutz und die Pflege der Haut in der Umgebung der Fistel.

Wartung von Patienten mit Erkrankungen im Bereiche des Afters und Mastdarmes.

Grundsätzlich sollen solche Patienten, wenn es möglich ist, vor der Operation mehrmals baden. Außerdem muß der Darm entleert werden, damit der Kranke mehrere Tage hindurch ohne Stuhl bleiben kann. Dies erreicht man durch eine ausgiebige und durch mehrere Tage durchzuführende Entleerung. Es ist ganz ausgeschlossen, bei einem Menschen innerhalb von 24 Stunden die Darmentleerung zur Vorbereitung einer Mastdarmoperation zu erreichen. Die Schwester muß daher wissen, wie eine drei Tage lange Abführkur gemacht wird. Es hängt dies nicht von irgendeinem speziellen Abführmittel ab, welches der Arzt bestimmt, sondern von drei Tage hindurch erfolgenden ausreichenden Entleerungen. Zwölf Stunden vorher, also am besten am Vorabend des Operationstages, muß die Darmbewegung mit Opiumtinktur eingeschränkt, bzw. verhindert werden. Man kann noch durch vorhergehende Einläufe den Dickdarm möglichst keimarm machen und entleeren. Die Opiumtinktur wird entsprechend der ärztlichen Vorschrift tagelang weiter verabfolgt, um ein zu frühes Abgehen von Stuhl zu verhindern. Bei einer Reihe von Operationen, wie Hämorrhoiden und Fisteln am Mastdarm, wird für einige Tage nach Operationen ein mit Gaze umwickeltes und gut eingefettetes Gummirohr in den After eingeführt. Dies geschieht deshalb, um den Darmgasen die Möglichkeit des Entweichens zu geben sowie um eine im Mastdarm etwa stattfindende Blutung rechtzeitig zu bemerken. Das Gummirohr wird nach einigen Tagen entfernt. Bei einer Reihe von Operierten wird Wert darauf gelegt, daß sie nach jedem Stuhl ein Sitzbad bekommen oder sogar den Stuhl im Sitzbad absetzen müssen. Falls bei einem Kranken Salbenverbände angeordnet sind, so sind auf einem Leinwandstreifen die entsprechenden Heilsalben in dünner Schicht aufzutragen. Saugende Gaze soll dazu nicht verwendet werden, weil diese die Salbe in sich aufnimmt und sie so dem Bestimmungsorte entziehen würde.

Bei bestehenden Fisteln nach Mastdarmoperationen ist, abgesehen von diesen Maßnahmen, häufig ein Verband notwendig, um das Beschmutzen der Wäsche zu verhindern. Am besten eignen sich dazu sogenannte T-Binden mit einer entsprechenden Lage von Mull- oder Zellstoff.

Bei Entfernung des Mastdarmes und Wegfall des Schließmuskels obliegt es vor allem dem Wartepersonal, die Kranken auf regelmäßigen Stuhl zu bestimmter Stunde zu gewöhnen, sie mit dem Kunstafter vertraut zu machen und ihnen das Wässern der Pelottenschwämme und die Reinigung der Bandagen zu zeigen. Bei solchen Kranken wird auch häufig eine Bäderbehandlung durchgeführt. Sie ist oft von ungemein guter Wirkung, und die Bäder sind, wenn möglich, so einzurichten, daß sie im Anschlusse an die zu genauer Stunde anzustellende Darmentleerung erfolgen.

Wenn zum Aufbrennen einer künstlichen Dickdarmfistel ein elektrischer Brenner oder ein Paquelin verwendet wird, so ist auf jeden Fall auf Äther und Benzin im Verbandzimmer zu achten. So wie man bei der Narkose die Ätherflasche entsprechend weit entfernt, so ist dies auch im Verbandzimmer für Äther und Benzin notwendig.

Bei der Untersuchung des Mastdarmes muß von der Schwester Vaselin oder Gleitöl und ein gut eingestaubter Gummihandschuh zur Verfügung gehalten werden. Wichtig ist es, den Patienten in Knie-Ellenbogen-Lage oder in linke Seitenlage mit angezogenen Beinen zu bringen und eine Tasse bereit zu halten. Bei Krebskranken ist sehr häufig zu beobachten, daß nach der Untersuchung unwillkürlich etwas Blut und Stuhl mit Blut untermischt abgeht. Die Beschmutzung des Bettes oder der Wäsche kann bei einiger Aufmerksamkeit leicht vermieden werden. Spontanes Abgehen von Schleim und häufiger Stuhldrang des Patienten müssen dem Arzte gemeldet werden. Obwohl Mastdarmoperationen in einem Gebiete erfolgen, welches kaum keimfrei zu halten ist, so ist dennoch grundsätzlich bei allen Handlungen und Darreichungen peinlichste Asepsis zu fordern.

Die Behandlung der Gastrostomie.

Vor allem beim Speiseröhrenkrebs und bei anderen Verengerungen der Speiseröhre wird eine künstliche Magenfistel angelegt. Solche Magenfisteln verlangen von der Schwester eine besondere Wartung. Der Gummischlauch selbst wird entweder durch Heftpflaster oder mit Hilfe eines über dem Gummischlauch befestigten Gummiringes (Überdrain), durch welchen eine Sicherheitsnadel gesteckt wird, mit Hilfe von Heftpflaster befestigt. Das Herausziehen des Gummischlauches ist absolut zu vermeiden, weil sich der Kanal vom Magen zur Haut in kurzer Zeit schließen kann und dann eine neuerliche Operation notwendig wäre. Ein Wiederhineinbohren des Gummischlauches in die Fistelöffnung ist sehr gefährlich, weil man eine Verletzung setzen und in die freie Bauchhöhle gelangen kann, eingegossene Speisen statt in den Magen in die freie Bauchhöhle gelangen und dadurch eine Bauchfellentzündung erzeugen können. Ein wichtiger Grundsatz ist jede Vermeidung von Kraftanwendung beim Eingießen der Nahrungsmittel. Es darf also nicht mit der Spritze unter Druck instilliert werden, sondern es soll die Flüssigkeit durch den angesetzten, schräg gehaltenen Trichter langsam einfließen. Zur künstlichen Ernährung hat als Tagesmenge für einen Patienten Suppe, Salz, Zucker, 6—8 Eier und 1—2 Liter Milch zu gelten. Mit flüssiger Kost allein ist auf die Dauer keine genügende Ernährung möglich, und es soll zur Zufuhr hoher Nahrungswerte außerdem noch ein Nährpräparat mit verabfolgt werden. Als solche kommen z. B. Sanatogen, Hygiama und Promonta in Betracht.

Bei Gastrostomien ist der Schutz der Haut besonders wichtig, weil der saure verdauende Magensaft die Haut sehr stark angreift. Es ist daher empfehlenswert, die Haut um die Fistel herum, falls sie lecken sollte, mit der schon oben erwähnten Gummilösung zu schützen.

Wartung nach Tracheotomie.

Für die künstliche Eröffnung der Luftröhre (Tracheotomie) ist eine eigene Kanüle und ein eigenes Instrumentarium erforderlich. Die Trachealkanüle besteht aus einem Mantel und einem Innenteil, die es ermöglichen, daß bei liegender Kanüle der Innenteil herausgenommen und durchgeputzt werden kann. Das Putzen der Kanüle, welche sich mit Schleim oder Membranen verstopfen kann, erfolgt mit Kochsalz und mittels einer Hühnerfeder oder Bürste. Die Kanüle selbst muß mittels eines Bändchens um den Hals befestigt werden. Das Bändchen muß am Nacken, besser etwas seitlich, beim liegenden Patienten geknüpft werden. Es ist ein Knoten unbedingt notwendig, um das zufällige Öffnen des Bändchens und das eventuelle Herausgleiten der Kanüle aus der Luftröhre zu vermeiden. Bei Kindern und bei unruhigen Erwachsenen ist es oft notwendig, die Hände zu fesseln, weil die Kranken bei ausgesprochenem Lufthunger dazu neigen, sich die Trachealkanüle selbst herauszureißen. Die Entfernung der Kanüle darf nur vom Arzte vorgenommen werden. Die Sprache eines tracheotomierten Patienten ist ohne Kraft und sehr leise, weil er durch die Stimmritzen nicht die zur Lautbildung nötige Luftmenge in die Mundhöhle hineinpressen kann. Da aus der Kanüle Schleim und andere Sekrete abfließen können, ist es zu empfehlen, den Verband mit einem Billroth-Batistlatz zu schützen.

Ferner ist den Tracheotomierten Bleistift und Papier in die Hand zu geben, damit sie ihre Wünsche schriftlich bekanntgeben können. Tracheotomierte sind wegen der Gefahr der Erstickung und Verblutung strengstens zu bewachen, dürfen niemals lange allein gelassen werden, und man muß, wenn die Schwester auf kurze Zeit das Zimmer verläßt, die elektrische Klingel griffbereit anbringen, wobei man sich auch noch zu überzeugen hat, ob die Klingel wirklich funktioniert.

Wartung bei Blasenschwäche und Dauerkatheter.

Nach Operationen und bei Bettruhe können manche Menschen nicht mehr spontan harnen. Viele Kranke sind infolge Nervosität, wenn sie bei anderen Mitpatienten die Harnverhaltung sehen, oft nicht imstande, zu urinieren. In manchen Fällen nützt das Füllen der Leibschüssel mit heißem Kamillentee; sonst muß der Arzt zur Katheterisierung gerufen werden. Die Pflegeschwester muß wissen, daß sie bei jedem Patienten, namentlich bei Frisch-Operierten, unbedingt auf den Harn und die Harnmenge zu achten hat. Sie muß deshalb auch wissen, daß ein erwachsener Mensch in 24 Stunden etwa einen Liter Harn ausscheidet. Gewisse Schwankungen sind natürlich bedeutungslos. Geht kein oder nur ganz wenig Harn ab, so kann das zwei prinzipiell ganz verschiedene Ursachen haben: 1. Entweder die Nieren produzieren gar keinen Harn, es ergibt sich der Zustand der „Harnlosigkeit" oder „Harnsperre", mit dem Fachausdruck *Anurie* genannt; oder 2. die Nieren produzieren zwar Harn, der Harn ist zwar vorhanden, wird aber nicht ausgeschieden, und wir sprechen dann von einer „Harnverhaltung", *Retentio urinae*. Ihre Ursache liegt entweder in einer Verlegung der Harnwege durch Narben (Strikturen), Steine, oder andere Ursachen, oder aber in einer „Blasenschwäche", bei welcher die Muskelkraft der Blase nicht stark genug ist, den Harn auszutreiben. Welche dieser Ursachen bei fehlender Harnausscheidung vorliegt, hat der Arzt zu ermitteln. Bei Frisch-Operierten handelt es sich in den allermeisten Fällen um eine Blasenschwäche; die Schwester hat diesen Zustand unbedingt rechtzeitig zu melden.

Genügen die oben angegebenen Maßnahmen nicht, um den Patienten zum Urinieren zu bringen, so muß der Arzt zum

Katheterisieren gerufen werden. Die Schwester hat hierzu alles vorzubereiten (siehe Vorbereitung zum Katheterisieren). Hier muß besonders erwähnt werden, daß viele Patienten es verheimlichen, wenn sie nicht urinieren können, andere den Harndrang gar nicht spüren, z. B. bei Lähmungen und Erkrankungen des Rückenmarkes. Aber auch andere Patienten zeigen oft eine ganz erstaunliche Unempfindlichkeit gegen eine Überfüllung der Blase, die aber unbedingt vermieden werden muß. Die Schwester darf sich daher mit bloßem Fragen nicht begnügen, sondern muß direkt nach dem entleerten Harn forschen, sich denselben zeigen lassen und darf sich bei Übernahme des Dienstes nur auf die Angaben der abzulösenden Schwester verlassen.

Bei Blasenschwäche und Verlegung der Harnröhre wird manchmal sogar ein Dauerkatheter angelegt, und bei der Wartung solcher Patienten ist alles das zu beachten, was weiter unten bei der Besprechung des Dauerkatheters gesagt werden wird. Die Durchgängigkeit des Dauerkatheters ist jedenfalls 2mal täglich zu kontrollieren. Bei Blasenschwäche und auch bei Entzündungen im Bereiche der Harnwege empfiehlt sich, falls nicht andere Umstände seine Verabreichung verbieten, oft die Verabreichung von Blasentee, welcher die Harnproduktion und -ausscheidung fördert.

Das Verbinden.

Bei reinen Fällen ist meist nur das Entfernen von Nähten und Klammern, von Dochten oder Drains notwendig. Es wird also unter streng aseptischen Kautelen instrumentiert, und es sind zur Vorbereitung anatomische Pinzetten, Scheren, Klammern usw. notwendig. Ist ein Bauchdeckenabszeß oder eine Nahteiterung entstanden, so wird manchmal eine Kornzange benötigt. Bei unreinen Wunden muß ebenfalls genaue Asepsis eingehalten werden. Schwer verunreinigten Wunden gegenüber soll auch das Pflegepersonal die entsprechende Vorsicht walten lassen. Nach jedem Verbande ist es Vorschrift, sich die Hände zu waschen. Auch soll die Bettwäsche während des Verbindens einer eiternden oder stark blutenden Wunde mit Kautschuk geschützt werden, welcher — wenn es sich z. B. um die Eröffnung eines Bauchdeckenabszesses handelt — als Durchzug unter den Patienten gelegt wird.

Die Schwester reicht die Instrumente mit einer sterilen, in einem ganz gesonderten sterilen Gefäß aufbewahrten Faßzange, wobei sie genau darauf zu achten hat, daß diese Faßzange mit nichts Unsterilem in Berührung kommt, also weder mit der Hand des Arztes (auch dann nicht, wenn er sterile Gummihandschuhe trägt) noch mit irgendeinem Instrument, das zwar steril war, aber bereits mit dem Patienten in Berührung gekommen ist.

Sechstes Kapitel.
Die wichtigsten Behandlungsarten.
Die verschiedenen Gelenkerkrankungen.

Aus welchen Gründen immer Erkrankungen der Gelenke entstehen, die Hauptbedingung geschulter Pflege ist es, die Schmerzen auf das geringste Maß herabzumindern sowie die vom Arzte geforderte Lagerung auf das genaueste einzuhalten. Das Überheben eines solchen Kranken muß sorgsam durch zwei Personen vorgenommen werden, wobei eine Person hebt, die zweite die entsprechende Extremität anfaßt, und zwar so, daß ober- und unterhalb des erkrankten Gelenkes der Körperteil gestützt und unter leichtem Zug jede Bewegung vermieden wird. Schwere Entzündungen der Gelenke verursachen häufig als Folge eine vollkommene Versteifung. Um auch bei solchen Zuständen nach Ablauf der Krankheit die größtmögliche Bewegungsfähigkeit für den Kranken zu erreichen, ist es notwendig, bei zu erwartender Versteifung eines solchen Gelenkes das Bein oder den Arm in eine Stellung zu bringen, welche die beste Arbeitsfähigkeit für die Zukunft zuläßt. Diese Stellungen sind für die einzelnen Gelenke verschieden. Das Schultergelenk soll von der Brust abstehend, in nicht ganz rechtem Winkel und etwas den Oberarm nach vorne gebeugt, vorsichtig gebettet werden. Das Ellbogengelenk soll in einen spitzen Winkel von zirka 70^0 gestellt werden. Diese Gelenkstellungen sind solcherart, daß die Kranken sich im Falle der Versteifung der Schulter oder des Ellbogens dennoch auf den Kopf greifen und sich selbst bedienen können, vor allem aber auch, um bei Tisch nicht allzusehr behindert zu sein. Das Hüftgelenk wird in einer leichten Spreitzstellung von $15-30^0$ und leichter Beugung gehalten, das Kniegelenk nicht in extremer Streckstellung, sondern in einer ganz leichten Beugestellung, um einem Kranken mit steifem Bein das Gehen nach aufwärts, bzw. das Stiegensteigen zu ermöglichen. Das obere Sprunggelenk wird in ganz leichter Stellung des Vorfußes nach abwärts gebracht, nicht in vollkommen rechtwinkeliger Stellung, um das Abrollen des

Fußes beim Gehen zu erleichtern. Die Kenntnis dieser Grundstellungen sind zur Pflege schwerverletzter Gliedmaßen für die Pflegerin unbedingt wichtig, um die Anordnungen des Arztes zu verstehen und sie manchmal auch gegen einen gewissen Widerstand von seiten des Patienten durchzusetzen.

Chronisch gewordene krankhafte Zustände der Gelenke führen häufig zu Bewegungseinschränkungen und Schmerzen; auch nach Knochenbrüchen werden Bewegungseinschränkungen beobachtet. Für diesen Zustand ist es manchmal gut, Heißluft, Massage und vorsichtige passive, bzw. aktive Bewegungsübungen unter strengster Vermeidung von Schmerzen durchzuführen. Abgesehen von der Technik der Massage, ist bei diesen Fällen bemerkenswert, daß mit zunehmender Bewegung häufig nicht nur eine große Bewegungsfähigkeit, sondern auch eine geringere Schmerzhaftigkeit eintritt. Weiters ist wichtig zu wissen, daß zu Beginn solcher Bewegungsübungen besonders bei chronischen Altersveränderungen der Gelenke diese knarrenden und schmerzhaften Gelenkveränderungen für die Kranken am Morgen am schlimmsten fühlbar sind und von seiten der Pflegerin die Anforderungen nicht in allzu großem Ausmaße gestellt werden dürfen. Ein besonders wichtiger Umstand ist der, daß brüskes Bewegen solcher Glieder oft im Gegensatz zum unmittelbaren Erfolg im Laufe der nächsten Tage starke Rückschläge in der Bewegungsfähigkeit bringen können. Auch bei Frisch-Operierten im Bereiche der Gelenke gilt die Regel, daß nur mit zarten, vorsichtigen Bewegungen unter möglichster Schmerzfreiheit Erfolge zu erzielen sind.

Fehlstellungen der Gelenke mit verminderter oder aufgehobener Beweglichkeit können angeboren oder erworben sein. Die angeborenen Fehlstellungen sind vor allem der Klumpfuß und der Spitzfuß. Für erworbene Zwangsstellungen sind als Ursachen schrumpfende Veränderungen der Haut nach Verbrennungen oder Eiterungen, Veränderungen von Sehnen und Bindegewebe, Muskulatur und namentlich der Gelenkknorpel bei Entzündungen und Muskelerkrankungen, wie es beispielsweise der Schiefhals ist, sowie ausgesprochene Gelenkerkrankungen zu erwähnen. Besonders wichtig für die Pflege kranker Menschen ist die Möglichkeit der Spitzfußbildung bei länger dauerndem Druck der Bettdecke. Wenn nämlich ein Mensch in Rückenlage im Bette liegt, so drückt die Bettdecke den Vorfuß hinunter, und bei schwerkranken Patienten kann sich dies zu einer Dauerstellung entwickeln. Man verhindert diesen Übelstand durch Einlegen eines Kissens vor den Fuß, so daß der Vorfuß nicht hinuntersinken kann und der Kranke die Möglichkeit hat, sich anzustemmen. Bei schwerkranken Patienten gibt es Fußgestelle, die man am Bettende unter die Bettdecke legt und an welche sich der Kranke zur besseren Lage anstemmen kann und die außerdem den Spitzfuß verhindern. Diese Fehlstellungen können auch infolge von Schmerzen, wie z. B. bei Rheumatismus, entstehen und sind auch häufig bei Lähmungen irgendwelcher Natur zu beobachten. Für die Pflege wesentlich ist der Umstand, daß durch sorgfältiges Betten der kranken Glieder diese Fehlstellungen auf ein geringes Maß eingeschränkt werden und vor allem die Möglichkeit besteht, den kranken Arm oder Fuß in einer solchen Lage zu halten, die im Falle einer Versteifung nach überstandener Krankheit noch am besten für den Patienten wäre.

Eine besondere Erkrankung der Gelenke ist die Gelenkmausbildung. Es kommt vor, besonders im Kniegelenk, seltener im Ellbogengelenk, daß sich freie, zum Teil aus Kalk bestehende Gelenkkörper bilden, welche ein wichtiges Symptom bei einem Patienten auslösen können, nämlich die plötzliche Arretierung des Gelenkes. Der Kranke spürt beim Gehen plötzlich einen starken Schmerz und kann das Bein nicht mehr bewegen; wenn der freie Gelenkkörper, der zwischen den freien Gelenkenden sich eingeklemmt hat, eine neue Stellung gefunden hat, so kann der Kranke oft wieder schmerzfrei weitergehen. Dieser Umstand ist sehr wichtig, weil stationär behandelte Kranke, die in einer Station zur Unfallbegutachtung tagelang beobachtet werden, oft nur einmal ein solches Zeichen ihrer Erkrankung zu erkennen geben und eine kluge Laienbeobachtung dem Arzte von Nutzen sein kann.

Eine ganz bestimmte Form von Gelenkveränderung bedingt die Syphilis. Ganz schwere Zerstörungen der Gelenkoberfläche sind die Folge einer solchen Erkrankung. Das Äußere des Gelenkes, häufig das Kniegelenk, erscheint unförmig oder geschwollen, wobei es auffallend ist, daß trotz schwerer Veränderungen Schmerzfreiheit besteht. Solchen Menschen wird häufig ein Stützapparat verordnet oder eine Schienenhülse gegeben. Für die Krankenpflegerin ist es beachtenswert zu wissen, daß bei solchen Kranken eine relative Unempfindlichkeit besteht und daß solche Apparate mit besonderer Sorgfalt angelegt werden müssen, um nicht Druckgeschwüre oder Entzündungen zu erzeugen.

Ruhigstellung von Knochen, Gelenken, Wunden und Entzündungen.

Die am bequemsten durchzuführende Art der Ruhigstellung ist die Schienung, wie sie bereits bei den Verletzungen besprochen wurde. Oft genügt eine solche Schienung. In manchen Krankenhäusern wird z. B. nach einer aseptischen Kniegelenkoperation, bei der keine Bänder durchtrennt wurden, das Bein lediglich für einige Tage auf ein Braunsches Bänkchen gelegt. Sehr oft aber genügt eine solche Fixierung nicht und in solchen Fällen ist ein Gipsverband notwendig.

Die Anlegung und genaue Technik des Gipsverbandes kann nur dem Arzte vorbehalten bleiben. Es sei hier nur einiges hervorgehoben, was für die Pflegeschwester wissenswert ist. Man legt den Gips heute fast ausschließlich *ungepolstert*, d. h. ohne jede Unterlage direkt auf die Haut an. Nur bei solchen Gipsen, die unter einem gewissen Druck korrigierte Körperstellungen festhalten müssen, wird sorgfältig gepolstert. Bei Becken- oder Rumpfgipsen werden nur die vorspringenden Knochenpunkte durch Wattepolster geschützt.

Bei schweren Entzündungen, wie Osteomyelitis und Gelenkeiterungen, manchmal auch bei größeren Wunden, kann durch die absolute Ruhigstellung im Gipsverband die oft außerordentlich große Schmerzhaftigkeit gebannt und ein sehr guter Heilungsverlauf erzielt werden. An der Stelle der Wunde muß in den Gipsverband natürlich ein Fenster eingeschnitten werden, damit man dieselbe überwachen und behandeln kann; man nennt einen solchen Gips einen gefensterten Gipsverband.

Soll ein Gelenk an einer Extremität von allen Seiten zugänglich und dabei trotzdem durch Gips ganz fixiert sein, so erreicht man das durch zwei Metallschienen, welche die Unterbrechung des Gipses überbrücken und dadurch, daß sie in die obere und untere Hälfte des Gipsverbandes fest eingegipst sind, dieselben unverrückbar miteinander verbinden. Wurde z. B. ein Beckengips angelegt, also eine förmliche Gipshose, so muß die Schwester durch Einlagen von Billroth-Batist den Gips vor Verunreinigung durch Stuhl und Harn schützen.

Die Unbeholfenheit von Patienten, die in sogenannten „schweren Gipsen" (das sind ausgedehnte Gipse) liegen, wird dadurch reichlich aufgewogen, daß die Patienten durch den Schutz vor Erschütterungen und Bewegungen gegen alle Handhabungen bei der Pflege viel unempfindlicher sind.

Sehr wichtig ist bei allen angelegten Gipsverbänden, daß

ihr steter Druck bei mangelhafter Anlage umschriebene Druckmarken verursachen kann. Außerdem kann der Verband zu eng sein. Klagen der Kranken über umschriebene Schmerzen an einer Stelle, Druckgefühl, Einschlafen der Extremitäten, Pelzigsein und Kribbeln sind ernst zu nehmen. Das kranke Glied muß nachgesehen werden, es soll nicht geschwollen, muß gut gefärbt und beweglich sein (Finger, Zehen). Bei geringstem Zweifel über die Möglichkeit zu engen Verbandes ist sofort der Arzt zu benachrichtigen, der nur allein die Anordnung, den Gipsverband auszuschneiden und zu öffnen, geben darf.

Die Behandlung der Thrombose.

Bei schweren, erschöpfenden Krankheiten, vor allem beim Krebsleiden, nach schweren Operationen, besonders bei Fettleibigen, aber auch nach leichten Eingriffen und nach Röntgenbestrahlungen werden Gerinnungen des Blutes in den Gefäßen, vor allem in den Venen, beobachtet. Diese Gerinnung tritt oft unvermittelt ohne äußere Anzeichen ein und kann große Venenstämme, am häufigsten im Bereiche der unteren Extremitäten, mit Blutgerinnseln erfüllen. Die Folge dieser Verstopfung größerer Venen ist die Erschwerung des Blutkreislaufes, die Erschwerung des Blutabflusses. Für die Pflege besonders wichtig sind die Beobachtungen oft harmloser Erscheinungen, welche bei richtiger Meldung dem Arzte mitunter die beginnende Thrombose verraten können. Zu diesen Erscheinungen gehören vor allem der Fußsohlen- oder Fersenschmerz, ein leichtes Schweregefühl in den Unterschenkeln, ein bei vielen Patienten plötzlich auftretendes, nicht zu beschreibendes Gefühl, die richtige Lage für das Bein, besonders in der Nacht, nicht mehr finden zu können. Manchmal kann man schon bei oberflächlicher Betastung des Beines auf der kranken Seite eine etwas erhöhte Konsistenz und leichte Schwellung erkennen, und oft erst viel später treten die deutlichen Symptome der Schwellung und der Druckschmerzhaftigkeit im Bereiche des nun tastbaren Venenstammes auf. Wie schon erwähnt, gilt dies besonders für die Rückseite des Unterschenkels und für die Innenseite des Oberschenkels, wo die großen Venen liegen. Bei manchen Patienten kann diese Thrombose vollkommen fieberfrei verlaufen, bei anderen ist sie mit Fiebersteigerungen und Schmerzen begleitet.

Die Feststellung eines solchen Leidens, ja der Verdacht einer beginnenden Thrombose, muß selbstverständlich gewisse

Die Behandlung der Thrombose.

Maßnahmen sofort zur Folge haben. Abgesehen von vorbeugenden Behandlungsmethoden, Einspritzungen, von Bewegungsübungen der Beine, zu denen die Patienten immer wieder aufgefordert werden sollen, beginnt nun eine vorbedachte Behandlung der Thrombose. Als wichtigsten Punkt muß die Pflegerin wissen, daß bei einer ausgebrochenen Thrombose jede Massage verboten ist. Es sei darauf hingewiesen, daß manche Chirurgen straffe Verbände anlegen und die Patienten trotzdem die Beine weiter bewegen, sie sogar aufstehen lassen. Solche Dinge dürfen nur laut ärztlicher Vorschrift gemacht werden.

Welche Maßnahmen hat die Pflegerin sofort zu ergreifen, wenn ein thromboseverdächtiger Patient in ihrer Obhut ist? Als vorbeugende Maßnahmen kommen vor allem immer wieder Bewegung der Beine und Föhnen der Beine in Frage. Ist eine Schwellung des Fußes vorhanden, so muß die betreffende Extremität auf weichen Polstern mäßig hoch gelagert und mit Umschlägen (Alkohol, essigsaure Tonerde) bedeckt werden. Das Einwickeln solcher Extremitäten ist falsch, weil dabei das kranke Bein zuviel bewegt wird und ein Thrombus durch diese Maßnahmen losgelöst werden kann. Das Aufstreichen verschiedener Mittel wird nach den Verordnungen des Arztes vorgenommen. Als Richtlinie für die Behandlung solcher Patienten muß die ruhige Lagerung des Beines gefordert werden; wichtig ist, daß bei solchen Patienten unbedingt täglich Stuhl abgeht und daß die Stuhlentleerung niemals durch einen hohen Einlauf mit starken Druckschmerzen in den Baucheingeweiden erzielt wird, außerdem, daß man Patienten mit Thrombose eine gewisse Ruhe und Vorsicht anempfiehlt.

Oft ist das Setzen von Blutegeln von gutem Erfolg begleitet, darf aber selbstverständlich nur über ärztliche Anordnung erfolgen.

Das Setzen von Blutegeln ist eine Maßnahme, die unter streng aseptischen Kautelen durchgeführt werden muß. Die Blutegel werden am besten vorher kurz in Essigwasser gelegt und dann auf die gereinigte, mit Zuckerlösung bestrichene Haut gebracht, wo sie sich festsaugen. Die Zuckerlösung hat den Zweck, ein besseres Annehmen der Blutegel zu erreichen. Wenn die Egel, bevor sie vollgesogen sind, entfernt werden sollen, so genügt es, sie mit etwas Salzlösung zu bestreichen, um sie zum Loslassen zu bewegen. Wenn solche Blutegel für nochmaligen Gebrauch benötigt werden, so kann man sie zum Blutspeien in physiologische Kochsalzlösung bringen, sie dann längere Zeit wässern und wieder ansetzen. Es ist selbstverständlich, daß diese Manipulationen das Unterlegen eines Gummidurchzuges im allgemeinen nötig machen. Sehr zu betonen ist der streng aseptische Verband auf die von den Tieren gesetzten kleinen Wunden, weil infolge des Saftes, welchen die Blutegel zur Gerinnungshemmung in die Wunde einfließen lassen und den man Hirudin nennt, oft erst nach einigen Stunden Nachblutungen entstehen können. Es gilt daher der Satz: Blutegelwunden sind streng aseptisch zu versorgen und einer weiteren Beobachtung zu unterziehen.

Die Behandlung bei Venenerweiterungen (Varizen) und Krampfadergeschwüren (Ulcera cruris).

Es ist von vielen Menschen bekannt, daß sie bei einem ganz normalen Lebenslauf und ohne besondere äußere Umstände Erweiterungen gewisser Venenstrecken im Bereiche ihres Körpers bekommen und diese Erweiterungen Krankheiten zur Folge haben. Wir finden solche sack- oder zylinderförmige Ausbuchtungen der Venen vor allem am Unter- und Oberschenkel, am After und im Bereiche des Samenstranges. Auch bei Brustkrebs und Leberschrumpfung finden sich solche Venenerweiterungen im Bereiche der vorderen Bauchhaut und des Nabels.

Im ärztlichen Sprachgebrauche nennt man diese Erweiterungen Varizen. Die Varizen am Unter- und Oberschenkel entstehen vor allem bei solchen Menschen, die angestrengt beruflich tätig sind und viel stehen müssen (beispielsweise Friseure, Kellner, Handelsangestellte usw.). Diese Varizen können also durch Überanstrengung des Körpers, die besonders durch langes Stehen bedingt ist, in ihrer Entstehung gefördert werden. Weiters begünstigen besonders Steinböden die Bildung eines Senkfußes, Schmerzen und Kreislaufstörungen und in dieser Hinsicht auch die Entstehung der sogenannten Krampfadern.

Für die Pflege kranker Menschen ist die Kenntnis dieser Dinge von besonders weittragender Bedeutung, weil sehr häufig bei solchen Kranken Venenentzündungen beobachtet werden, welche im Anschlusse an oft leichte Krankheiten auftreten können. Auch können sich am Unterschenkel oder am Fuße Geschwüre bilden, weil die gestörte Blutzirkulation Ernährungsstörungen in diesen Hautgebieten hervorruft. Besonders wichtig ist die Anweisung der Kranken, ihrem Juckreiz nicht nachzugeben und nicht zu kratzen, weil eben oberflächliche Hautinfektionen bei so erkrankten Beinen viel schwerer verlaufen.

Ein weiteres Gefahrenmoment ist eine plötzliche Blutung aus einem geplatzten Krampfaderknoten. Für diese Blutung ist es bei erster Hilfeleistung besonders notwendig zu wissen, daß in den meisten Fällen eine einfache Kompression mit einem Leinentuch genügt. Bei schweren Blutungen muß die Extremität nicht nur oberhalb, sondern auch unterhalb der Blutungsstelle abgebunden werden.

Zur Behandlung der Krampfadern werden Einspritzungen und Operationen durchgeführt. Die Einspritzungen werden in die blutleer gemachten Venen vorgenommen, und die assistierende Schwester muß beim stehenden oder liegenden Patienten je nach der Wahl des Bezirkes, nachdem die Vene ausgestreift ist, in dem Bereich der Einspritzung in einem Abstande von zirka 20 : 20 cm je zwei Abschnürungen anlegen. Dann wird die Einspritzung in die Vene gegeben, ein Kompressionsverband angelegt, die Abschnürung entfernt und der Patient entlassen. Viele Krampfadernträger bedienen sich ständig einer Bindeneinwickelung, im Dialekt Fatschen genannt. Diese Bindeneinwickelung (Idealbinden, besonders Flemmich-Binden oder Lomabinden, 5 m lang, 7 cm breit) soll bei liegendem Patienten und erhobenem Beine vorgenommen werden. Wirksame Einwickelungen können nur bis zum Kniegelenk durchgeführt werden. Soll noch der Oberschenkel mit eingewickelt werden, so ist es notwendig, auch um das Becken herum Spicatouren laufen zu lassen, und man benötigt dann meist eine 15 m lange Binde. Im allgemeinen jedoch sind diese hohen Einwickelungen schwierig und nicht empfehlenswert. Das Ende der Binde soll jeden Tag beim Anlegen gewechselt werden, um ein gleichmäßiges und nicht einseitiges Ausdehnen dieser Binden zu erzielen, wodurch sie wertlos würden. Weiters muß man dem Kranken einschärfen, daß diese Binden nach dem Gebrauch sofort wieder aufzurollen und nicht offen liegenzulassen sind, weil sie sonst ihre Form und Elastizität einbüßen. Besonders aber nach dem Waschen dürfen solche Binden nicht aufgehängt werden, sie sollen bis zum Trocknen auf einem Tisch ausgebreitet liegen.

Der Zinkleimverband wird ebenfalls häufig bei Krampfadergeschwüren angewendet. Er besteht aus Zinkoxyd, Glyzerin, Gelatine und Wasser und wird im Wasserbade erhitzt, bis die Masse, die erst gelatineartig ist, sich verflüssigt. Das Bein wird vorher durch 5 Minuten gehoben gelagert und dann unter ständigem Bestreichen mit Leim der Mullbindenverband faltenlos angelegt. Es ist dies nur zu erzielen durch einfaches

Laufenlassen der Binde und wiederholtes neuerliches Abschneiden von kurzen Teilstücken.

Die Behandlung der Haemorrhoiden und des Darmvorfalles (Prolaps).

Hämorrhoiden sind Venenerweiterungen im Bereiche des Afters, welche manchmal zur Blutung führen können; man findet dann im Stuhl frisches rotes Blut. Solche Beobachtungen sind sofort dem Arzte mitzuteilen. Für die Pflege wichtig ist es zu wissen, daß für Patienten mit Hämorrhoiden der Einlauf und die Einführung von Stuhlzäpfchen infolge der auch häufig bestehenden örtlichen Entzündung sehr schmerzhaft sind und daß diese Beschwerden nur durch sorgfältiges Einfetten auf das kleinste Maß verringert werden können. Oft ist bei Hämorrhoiden eine Operation angezeigt. Zur Vorbereitung ist es notwendig, den Darm drastisch zu entleeren. Man erreicht dies am besten mit Gaben von Rizinusöl in schwarzem Kaffee, oder mit anderen vom Arzte vorgeschriebenen Abführmitteln. Nachdem der Patient zwei Tage lang entleert wurde, bekommt er 2—3mal zehn Tropfen Opiumtinktur, weil fünf Tage nach der Operation kein Stuhl abgehen soll. Der Kranke erhält diese Opiumtropfen während der fünf Tage nach der Operation. Bei der Operation wird ein mit Gaze umwickeltes und eingefettetes Gummirohr in den After eingeführt, um einerseits den Gasen Austritt zu verschaffen, anderseits bei einer eventuellen Nachblutung sofort das Ausrinnen des Blutes durch das Gummirohr aus dem Mastdarm feststellen zu können. Für die Pflege nach solchen Operationen muß auf eventuelle Nachblutungen geachtet werden. Weiters sind Patienten mit Hämorrhoiden nicht zu warm zuzudecken, weil in der Wärme Juckreiz entsteht. Auch sind die Zäpfchen immer vorsichtig einzuführen, die Salbenflecke dem Patienten zum Einlegen vorzubereiten, in die Sitzbäder nach der Vorschrift des Arztes die entsprechenden Zutaten zu geben und bei besonders schmerzhafter erster oder zweiter Stuhlentleerung nach der Operation dem Patienten sofort ein Sitzbad nach dem Stuhlabsetzen zu bereiten.

Es kann sich ereignen, daß ganze Teile des Mastdarmes vorfallen und der Dickdarm sich vorstülpt. Wir finden dies auch beim künstlich angelegten After. Diese Vorfälle sollen sofort mit Salbenflecken bedeckt werden, und zur Reposition müssen für die behandschuhte Hand des Arztes ebenfalls Salbenflecke vorbereitet sein. Bei vorgetretenem Prolaps ist es oft nur möglich, ihn im heißen Bade zurückzubringen.

Auch bei einer Prolapsoperation und bei Operationen am Mastdarm gilt die gleiche Vorbereitung der Patienten mit tagelanger Entleerung und folgender Hemmung des Stuhles mit Hilfe von Opiumtinktur.

Der Umgang mit Patienten, die an Nervenentzündung leiden.

Entzündungen der Nerven oder Störungen von Seite der Nerven, welche als Neuralgien bezeichnet werden, rufen bei den Kranken oft außerordentlich große Schmerzen hervor. Gewisse Körperteile werden unempfindlich oder überempfindlich. Die Patienten leiden an Muskelzuckungen, Tränenfluß, Schwitzen, Haarausfall und Ekzemen, bzw. Nervenerkrankungen mit Bläschenbildung der Haut. Diese Zustände bringen oft schlechte Gemütsstimmungen, Schlaflosigkeit, Störungen der Nahrungsaufnahme mit sich. Wenn solche Patienten einer chirurgischen Behandlung zugeführt werden, so handelt es sich meist schon um sehr schwere Fälle, für deren Pflege folgendes zu beobachten ist: Vor allem muß sich die Pflegeschwester im klaren sein, daß viele von den Patienten manchmal widersinnige Handgriffe fordern, der verzweifelten Stimmung solcher Kranken entsprechend. Zugluft, Kälte und Ärger sind auslösende Ursachen schwerer Schmerzanfälle, und es muß daher alles vermieden werden, was solche Störungen verursacht. Abgesehen von den üblichen Maßnahmen, werden bei solchen Patienten Einspritzungen in die Nervenstämme, bzw. Nervenentfernungen vorgenommen. Solche Kranke bedürfen einer besonders sorgfältigen Wartung. Unruhige Patienten müssen vor allem davor bewahrt werden, ihre Verbände zu verschieben oder sogar mit den Fingern zu betasten. Das Lüften der Zimmer hat mit Vorsicht zu geschehen, um die schon vorhin genannte Zugluft zu vermeiden.

Bezüglich des bei diesen Patienten häufig beobachteten Morphingebrauches ist festzulegen, daß von Seite des Personales ein Narkotikum nur nach den Vorschriften des Arztes verabfolgt werden darf. Diese Vorschrift ist gerade bei diesen Kranken peinlichst genau zu beobachten, um Schädigungen und Mißverständnissen vorzubeugen.

Die Behandlung des Brandes (Gangrän).

Das Absterben von Gewebe nennen wir Brand oder Gangrän. Seine Ursachen können sehr verschieden sein, beruhen aber stets entweder auf einer Giftwirkung oder einer Ernährungsstörung. Die Giftwirkung ist entweder eine chemische, durch welche das Gewebe direkt getötet wird (z. B. Gangrän eines Fingers infolge eines Umschlages mit zu konzentrierter Karbollösung), oder die Giftwirkung ist eine bakterielle, z. B. Gasbrand (so genannt, weil der Gasbrandbazillus Brand verursacht und dabei Gas entwickelt). Ist eine Ernährungsstörung der Grund des Brandes, so geht diese fast immer auf eine Unterbrechung der das Gewebe ernährenden Blutzufuhr zurück, sei es nun, daß diese Unterbrechung mechanisch erfolgt durch Verstopfung einer Arterie (embolischer Brand), durch Verletzung einer Arterie (posttraumatischer Brand), oder daß diese Unterbrechung der Blutzufuhr funktionell erfolgt durch Gefäßkrämpfe (Raynaudsche Gangrän). Der sogenannte „Altersbrand" geht auf eine Verlegung der Arterien durch arteriosklerotische Veränderungen (Verkalkungen) zurück. Beim Brand der Zuckerkranken (diabetische Gangrän) ist die Ernährungsstörung hauptsächlich durch den gestörten Stoffwechsel bedingt. Endlich gibt es noch eine seltene Art des Brandes, bei welcher die Ernährungsstörung auf eine Verletzung oder Erkrankung von Nerven zurückgeht.

Es gibt zwei Verlaufsarten des Brandes: den trockenen Brand und den feuchten Brand. Der trockene Brand entsteht dann, wenn aseptische Verhältnisse herrschen und keine Infektion hinzukommt. Die Gewebsflüssigkeit dunstet ab und der betreffende Körperteil schrumpft und trocknet, ganz ähnlich einer Mumie, daher auch der Ausdruck „Mumifikation" statt „trockener Brand".

Im Gegensatz dazu steht der feuchte Brand, welcher gekennzeichnet ist durch Schwellung, Mißfärbigkeit und eingetretene Infektion. Der feuchte Brand ist enorm gefährlich; er führt nämlich infolge der eingetretenen Infektion sehr leicht zu schweren Komplikationen, ja sogar zu Blutvergiftung.

Für die Pflege wichtig ist vor allem der Umstand, daß bei solchen Patienten, bei denen der Brand unabwendbar ist, durch austrocknende Verbände, das sind Pulververbände, oder durch Alkoholumschläge die trockene Form des Brandes, also die Mumifikation erleichtert werden soll. Weiters muß strengste Asepsis gewahrt bleiben, um eine Infektion fernzuhalten. Wenn medikamentöse Vorschriften oder physikalische Behandlungsmaßnahmen, wie Heißluft oder Kurzwellen, angeordnet wurden, so sind die zeitlichen Abstände dieser Maßnahmen genauestens einzuhalten, um wirkliche Erfolge oder doch wenigstens eine gute Beobachtung erzielen zu können. Bei Menschen, die oft in höherem Alter mit Allgemeinschädigung zur chirurgischen Behandlung kommen, ist immer der Harn auf Zucker zu untersuchen — eine bei jedem Patienten selbstverständliche Maßnahme. Die geschulte Pflegerin soll überhaupt auf die ausgeschiedenen Harnmengen und auf die Verhältnisse der zugeführten Flüssigkeitsmengen des Kranken achten, weil dadurch eventuell ein Hinweis auf das Leiden des Kranken gegeben werden kann.

Für den geschulten Laien ist es vor allem wichtig zu wissen, daß durch schlecht angelegte Verbände Kreislaufstörungen entstehen können, daß durch den Rand eines Verbandes oder nach Operationen durch Schwellungen der operierten Gliedmaßen trotz richtig angelegtem Verband oder durch Gipsverbände eine solche Einschnürung entstehen kann, daß die betreffenden Gliedmaßen Kreislaufstörungen aufweisen und es zu Lähmungen, ja sogar zum Absterben der betreffenden Glieder kommen kann. Es ist daher sehr wichtig und notwendig, daß die geschulte Pflegerin bei frischoperierten, mit fixierenden Verbänden versorgten Patienten häufig kontrolliert, ob der Fuß oder die Hand beweglich sind, bzw. die Zehen oder die Finger, ob die Haut normal gefärbt und ob der Puls tastbar ist. Meist klagen die Patienten auch über ein Taub- und Eingeschlafensein des betreffenden Gliedes. Solche Beobachtungen sind unverzüglich dem Arzte mitzuteilen. Ein eigenmächtiges Aufschneiden oder Verändern des Verbandes ist dem Wartepersonal nur in höchster Gefahr erlaubt.

Die Verstopfung einer Arterie, welche zum Brand führt, kann manchmal ganz plötzlich erfolgen, besonders bei Herzkranken oder anderen Frisch-Operierten. Nur sofortige operative Behandlung kann noch Erfolg bringen. Bei diesen Patienten wird eine bläuliche Verfärbung, eine Kühlheit des Gliedes, fehlender Puls und Eingeschlafensein genügende Hinweise geben, sofort den Arzt zur vielleicht vorzunehmenden Operation zu verständigen. Andere Ursachen, wie Arteriosklerose oder Zuckerkrankheit oder schwere Nervenerkrankungen, können ebenfalls trockenen oder feuchten Brand erzeugen.

Das Wasserbett.

Die Wasserbettbehandlung kommt vor allem für schwere Entzündungen, für Dekubitus und Eiterungen in Frage. Auch Bauchfisteln und Fisteln anderer Natur können im Wasserbett mit Erfolg behandelt werden. Die Vorteile der Wasserbettbehandlung sind das Abfließen des Wundsekretes ohne Reizung der umgebenden Wunde oder Haut, die Änderung der Lebensbedingungen für die Bakterien und das Ersparen der oft sehr schmerzhaften Verbände. Es ist bekannt, daß in der Wasserbettbehandlung schwere Entzündungen gut abheilen können und daß vorher bösartig erscheinende Entzündungen einen leichteren Verlauf nehmen.

Für die Pflege solcher Menschen ist ein Umstand besonders wichtig: Auch bei geringster Wasserhöhe kann ein benommener oder hilfloser Mensch ertrinken. Es ist also die unbedingte Pflicht der Pflegeschwester, den Patienten bei der Wasserbettbehandlung ständig zu beobachten und auch solche Maßnahmen zu treffen, daß beim Bewußtloswerden des Kranken im Wasser die Ertrinkungsgefahr vermieden wird. Man erreicht dies mit Hilfe eines Durchzuges um die Brust und unter beide Achseln des Kranken, welcher infolge dieser Befestigung nicht hinuntersinken kann. Wichtig ist auch noch die Regulierung der Temperatur des Wassers, welche sich um 37⁰ C bewegt und — wenn die Temperatur nicht automatisch geregelt werden kann — durch Ergänzungen des Wassers auf entsprechender Höhe erhalten werden muß. Es ist nämlich nicht ungefährlich, wenn beispielsweise septische Kranke infolge Wasserbettbehandlung eine Verkühlung erwerben. Bei der typischen Wasserbettanlage ist dafür gesorgt, daß Stuhl und Harn im Notfalle in das Wasser abgesetzt werden können und das Wasser sofort gewechselt wird. Um das starke Quellen der Haut an den Füßen der Patienten zu verhindern, kann man dieselben mit einer quellungshemmenden Masse einschmieren. Man hat früher Birkenteeröl genommen, heute kann man die Füße mit einer quellungshemmenden Gummilösung nach W. KREINER überziehen und eventuell außerdem die Füße mit Zellophansäckchen umhüllen, so daß eine Quellung tagelang hintangehalten wird und die Kranken die Wasserbettbehandlung ohne Schmerzen gut vertragen. Zu beachten ist bei längerem Verweilen der Kranken im Wasserbett, ob nicht Angstgefühle oder Herzbeschwerden auftreten, weil Menschen mit Lungen- oder Herzerkrankungen und allgemeiner Kreislaufschädigung die Wasserbettbehandlung schlecht vertragen.

Das Gipsbett.

Die Lagerung eines Patienten auf ein Gipsbett wird auf die vom Arzte vom Körper des Patienten verfertigten Gipsabdrücke durchgeführt. Diese geformte Gipsplatte, aus Gipsbinden modelliert, muß vorerst einige Tage getrocknet werden. Dann wird sie leicht gepolstert und mit Gaze überzogen und dem Patienten zur Lagerung gegeben. Es ist unbedingt notwendig zu trachten, daß die absolut horizontale Lagerung unter Wegfall des Kopfpolsters erreicht wird.

Verschiedene Kranke werden nicht auf ein Gipsbett gelagert, sondern sie werden auf ein möglichst hartes Bett horizontal gelegt. Man verhindert das Durchsinken der Matratze mit Hilfe von quer durchgesteckten Brettern im Bereiche des ganzen Bettes.

Diese letztere Behandlungsart wird heute fast nur mehr als Provisorium geübt oder in jenen Fällen angewandt, die ein Gipsmieder aus irgendeinem Grunde nicht vertragen. Wichtig für die Schwester ist es zu wissen, daß bei all diesen Kranken niemals, sei es beim Umbetten oder bei sonst einer Gelegenheit, eine Beugung des Rückens und somit der Wirbelsäule erfolgen darf, weil dadurch schwerer Schaden, wie Lähmung oder Tod, zumindest aber eine Verschlechterung der Stellung der Wirbelsäule und des Krankheitsverlaufes erfolgen kann.

Die Strahlenbehandlung.

Sie kann mit Sonnenlicht, Quarzlicht oder Röntgenstrahlen durchgeführt werden. Für alle drei Strahlenarten sind die Vorschriften des Arztes genau zu befolgen, weil sonst Strahlenschädigungen hervorgerufen werden können. Besonders die Sonnenbehandlung Tuberkulöser kann durch Temperatursteigerungen, durch die Verbrennungen ersten Grades auf der Haut und den dadurch bedingten Eiweißzerfall einen schlummernden Herd zum neuerlichen Aufflackern bringen.

Die Freiluftbehandlung

ist bei Tuberkulose oft allein schon von ausgezeichneter Wirkung und wird besonders zu Beginn der Erkrankung in den Heilstätten der Sonnenbestrahlung vorgezogen. Die salzfreie Diät nach GERSON und HERMANNSDORFER wird wohl nur in Instituten mit eigener Küche durchgeführt. In diesem Falle obliegt der Pflegerin vor allem die Obsorge, dem Patienten alle anderen Nahrungsmittel zu verweigern. Gerade dies ist unter Umständen für die Krankenpflegerin sehr schwierig, erfordert viel Takt und das selbstverständliche Pflichtbewußtsein, unbedingt die ärztlichen Anordnungen auf das genaueste einzuhalten.

Massage und Bewegungsübungen.

Diese beiden Behandlungsarten werden besonders häufig nach Knochenbrüchen zur Verbesserung der Beweglichkeit angewandt, mit oder ohne Heißluft. Die Wahl des richtigen Zeitpunktes, wann diese Behandlung einzusetzen hat, obliegt dem Arzt, denn eine unzeitgemäße Ausübung derselben führt zu den größten Schädigungen im Heilungsverlauf eines Knochenbruches.

Die Pflegeschwester muß wissen, daß Massage und Bewegungsübungen, seien sie aktiv oder passiv, unbedingt unter peinlicher Verhütung von Schmerzen erfolgen müssen. Denn schmerzhafte Manipulationen erzeugen Ergüsse und Entzündungsvorgänge, welche nur zu einer Verschlechterung der Bewegungsstörung führen.

Eine einzige Ausnahme bilden die gonorrhoischen Gelenkerkrankungen, bei welchen aber die genaue Dosierung der Bewegungsübungen vom Arzte angegeben wird.

Die Massage erfordert eine eigene Technik, welche praktisch erlernt werden muß. Hier sei nur gesagt, daß die Massage hauptsächlich in einem Ausstreifen der Gewebe in der Richtung des Blutstromes besteht.

Die Bewegungsübungen erfolgen entweder aktiv, wenn sie vom Patienten selbst unter Anleitung und Aufmunterung ausgeführt werden, oder passiv, wenn die Bewegungen am Patienten ohne wesentliche Beihilfe von seiner Seite erfolgen. Alle erforderlichen Bewegungsübungen können ohne besondere Hilfsmittel schon an einer gewöhnlichen Türklinke und mit einer einfachen Zugrolle improvisiert werden, doch gibt es in größeren Krankenhäusern eigene Turnsäle mit sogenannten Zander- und Pendelapparaten. An den ersteren werden aktive Bewegungen geübt, mit den letzteren werden durch das Hin- und Herpendeln von Gewichten passive Bewegungen erzeugt.

Siebentes Kapitel.

Vorbereitung zu einigen wichtigen Eingriffen.

Vorbereitung zur Intubation. Wenn bei einem diphtheriekranken Kind der Kehlkopfeingang, bzw. der obere Teil der Luftröhre verlegt ist, so kann man durch Einführen eines an einem Faden befestigten Tubus in den Kehlkopf die Luftwege wieder freimachen. Hierfür ist es notwendig, das Kind in sitzende Stellung zu bringen, die Hände an den Leib zu wickeln und die Füße festzuhalten. Bei kleinen Kindern kann dies in bester Weise von der Pflegeschwester besorgt werden, welche außerdem zu achten hat, daß der Kopf ruhig gehalten wird. Man nimmt das Kind auf den Schoß, hält mit den Beinen die

Füße des Kindes zusammengepreßt und mit den Armen und Händen den Oberkörper und Kopf des Patienten. Der Tubus kann sehr leicht ausgehustet werden, was sofort dem Arzte zu melden ist, der dann vielleicht zur Tracheotomie schreiten muß. Zur Vorbereitung der Intubation selbst braucht man lediglich einen oder mehrere verschieden dicke Tubusse; das Wesentliche hierbei aber ist, daß bei jeder Intubation ein Tracheotomiebesteck fertig ausgekocht bereitliegen muß, denn auch wenn die Intubation glatt vonstatten geht, sogar Erfolg hat, der Tubus wieder entfernt wurde und die Luftzufuhr nunmehr auch ohne Tubus glatt vonstatten geht, so kommt es trotzdem noch oft genug zu Erstickungsanfällen. Denn der Tubus übte einen Reiz auf die Schleimhaut der Luftwege aus, die dann oft zu enormen Schwellungen führt. Solange der Tubus noch in der Luftröhre steckte, hielt er dieselbe natürlich mechanisch frei. Auch nach seiner Entfernung ist die Luftzufuhr zunächst noch frei, bis sich dann die Schwellung voll entwickelt. Die Schwester soll das Auftreten der Erstickungsgefahr nach Entfernung des Tubus genau kennen, damit sie solche Patienten niemals zu lange allein läßt.

Vorbereitung zur Tracheotomie. Man braucht außer den üblichen Instrumenten

1. mindestens zwei scharfe Skalpelle,
2. zehn bis zwanzig Klemmen zur Blutstillung,
3. zwei einzackige und zwei zweizackige scharfe rechtwinkelig gebogene Wundhaken,
4. zwei schmale stumpfe Wundkaken (zum Abhalten der Schilddrüse),
5. einen scharfen Einzink zum Festhalten der Luftröhre, damit sie sich nicht auf- und abbewegen kann,
6. eine Dilatationspinzette,
7. ein Spitzdistourie zum Eröffnen der Trachea,
8. mindestens zwei verschieden gekrümmte Tracheotomiekanülen, je nach der Größe des Patienten ausgewählt,
9. einige Nähte sowie Verbandzeug und ein Bändchen zum Befestigen der Kanüle,
10. wenn hinreichend Zeit ist, alles für eine Lokalanästhesie.

Große Geschwindigkeit bei der Beschaffung des Tracheotomiebesteckes ist die Hauptsache. Die häufigste Komplikation bei der Tracheotomie ist die Überlagerung der Luftröhre durch eine Vergrößerung der Schilddrüse (Kropf). Dadurch kann es leicht zu einer stärkeren Blutung kommen. Daher ist eine größere Anzahl von Klemmen für eine allenfalls nötige Blutstillung erforderlich. Das Verbinden und die Wartung nach Tracheotomie wurde schon in dem Kapitel „Spezielle Pflegeakte" besprochen. Manches Mal tobt der Patient in seinem Lufthunger, und es kann an die Schwester auch einmal die Aufgabe herantreten, daß sie beherzt zufassen und den Patienten niederhalten helfen muß, bis der Arzt dem Patienten so schnell als möglich Luft verschafft und so die momentane erste Gefahr abgewendet hat.

Vorbereitung zur Punktion der Gelenke. Die Punktion der Gelenke, welche vom Arzte vorgenommen wird, muß immer außerordentliche Reinlichkeit und Asepsis zur Voraussetzung haben. Ist ein solcher Eingriff vorher bestimmt, so soll möglichst zwölf Stunden vorher die Gelenkgegend mit Alkohol gereinigt und steril verbunden werden. Das gleiche gilt bei der Vorbereitung der Gelenkoperationen, mit Ausnahme schwerer Entzündungen. — An Instrumenten sind lediglich eine oder zwei Spritzen, deren Stempel gut saugend durch den Glaszylinder gehen und die zirka 10 oder 20 ccm fassen, eine etwas längere und stärkere Punktionsnadel, ferner eine kleine Spritze mit feiner Nadel samt Novokainlösung (je nach Wunsch $1/2$- bis $2^0/_0$ig), sowie zwei sterile Eprouvetten erforderlich. Dasselbe gilt auch für andere Punktionen. Die Punktionsstelle wird meist mit einem Jodpinsel betupft und stets sorgfältigst steril verbunden. In manchen Fällen genügt hierzu ein Hansaplastpflaster.

Vorbereitung zur Speiseröhrenbougierung. Die Sondierung oder Bougierung der Speiseröhre wird aus verschiedenen Ursachen vorgenommen. Die Bougies, welche meist aus Seidengespinst hergestellt sind, sind zum Teil weich, zum Teil halbsteif gearbeitet; sie werden in trockenem Zustande aufbewahrt. Außer diesen dicken Bougies verschiedener Größe gibt es auch ganz dünne, haarfeine Bougies. Vor der Sondierung ist der Patient leicht vorgeneigt zu setzen, die Kleidung des Kranken soll infolge des einsetzenden Speichelflusses mit einer Gummischürze oder einem Leintuch geschützt sein, und der Patient kann selbst mit beiden Händen eine Tasse unter das Kinn halten. Die Bougierung darf nur vom Arzte selbst vorgenommen werden. Die Bougie wird meist mit Wasser befeuchtet oder mit warmem Wasser weich gemacht. Wenn eine Bougie längere Zeit in der Speiseröhre liegen soll, so ist ein Holzring mit Griff vorzubereiten, welcher verhindert, daß der Patient selbst mit den Zähnen die Bougie hält und auf diese Weise die Bougie schädigt. Natürlich verursacht das Bougieren starken Brechreiz, und daher ist es manchmal erforderlich, denselben durch Anästhesierung auszuschalten. Zu diesem Zwecke wird die Rachenschleimhaut des Patienten vor der Bougierung mit Kokain gepinselt. Während man zur Lokalanästhesie, also zu Einspritzungen, das Kokain wegen seiner Giftigkeit nicht mehr verwendet, sondern nur mehr Novokain ($1/2$—$2^0/_0$ig), Perkain (meist $1^0/_{00}$ig!) oder Tutokain ($1/4^0/_0$ig), so hat sich bei der Anästhesierung der Schleimhäute durch einfaches Bepinseln das Kokain in $10^0/_0$iger Lösung besser bewährt. Die Schwester muß diese Lösungen genau auseinanderhalten und unterscheiden, und darf sie ja nicht verwechseln, weil eine Injektion von $10^0/_0$igem Kokain, und wären es nur wenige Kubikzentimeter, den sofortigen Tod des Patienten bewirkt! Nun gibt es Eingriffe, wo zunächst die Schleimhaut mit Kokain gepinselt und dann oft 30 ccm und auch mehr einer $1/2^0/_0$igen Novokainlösung injiziert werden! Beides sind nun Anästhetika, beide gießt die Schwester in vielleicht ähnlich aussehende Schälchen, aus denen sie dann der Operateur in die Spritze aufsaugt. Daher muß die Schwester besondere Vorsicht üben, weil sie durch eine Verwechslung den Tod des Patienten verschulden kann. Auf jedem Fläschchen oder Kölbchen muß vermerkt sein, was es enthält, und wenn die Lösungen bei der Operation in Schälchen gegossen werden, muß sich die Schwester ihren Inhalt genau merken.

Vorbereitung zur Ösophagoskopie. Für diese ist die Bereitstellung einer entsprechenden Lösung zur Pinselung des Rachens notwendig, wie es bereits bei der Bougierung besprochen wurde. Der Patient wird sitzend, mit weit nach hinten geneigtem Kopf, noch besser liegend, auf dem Tisch mit hängendem Kopf bereitgehalten. Im abgedunkelten Raume sind die gereinigten Instrumente auf einem Tische links vom Operateur bereitzustellen, sowie das Ösophagoskop selbst, Tupfer zum Austupfen, die Fremdkörperzange und eventuell eine Speichelpumpe.

Vorbereitung zum Katheterismus, Dauerkatheter, Spülungen der Blase und Harnröhre. Wenn ein Patient den in seiner Blase angesammelten Harn nicht entleeren kann, muß er mittels eines Katheters abgelassen werden. Will man es aus irgendeinem Grunde vermeiden, zu jeder Harnentleerung einen Katheter erst frisch einzuführen, so kann man einen Dauerkatheter anbringen. Man versteht darunter die Einführung eines Gummiröhrchens durch die Harnröhre in die Blase, welches befestigt und durch mehrere Tage belassen wird. Eine nicht zu unterschätzende Gefahr ist die Möglichkeit der Infektion der Blase und der ableitenden Harnwege, wenn man einen Verstoß gegen die Asepsis verübt.

Für die Katheterisierung vorzubereiten hat die Schwester eine kleine Schüssel mit Sublimat und Tupfer zum Abwischen der äußeren Harnröhrenmündung; auch ist ein Gleitölmittel bereitzustellen (Paraffinöl, Vegetalin). Zum Anlegen eines Dauerkatheters sind außerdem Heftpflaster oder Mastisollösung, ein kleiner steriler Tupfer und eine kleine Binde notwendig.

Die Katheter selbst bestehen entweder aus Metall, Seidengespinst oder Gummi. Die in letzter Zeit in den Handel gebrachten Katheter sind mit Ausnahme einiger Seidengespinstkatheter gewöhnlich auskochbar. Nicht auskochbare werden in einer halbprozentigen Oxyzyanatlösung, die zu gleichen Teilen aus Glyzerin und Aqua dest. hergestellt wird, aufbewahrt. Auskochbare Katheter werden am besten unmittelbar vor dem Gebrauche kurze Zeit ausgekocht, oder man bewahrt sie ausgekocht in sterilen Gefäßen auf. Wenn solche Gummiartikel längere Zeit nicht benützt werden, so ist es notwendig, sie zur Erzielung längerer Haltbarkeit in eine Paraffinlösung einzulegen. Tut man dies nicht, so wird der Gummi spröde. Es ist weiters auch sehr wichtig zu wissen, daß man Gummiwaren im allgemeinen an einem nicht zu trockenen Orte aufbewahren soll, weil die vollkommene Trockenheit, besonders in der Nähe von Zentralheizungen, Gummiwaren in kürzester Zeit schädigt.

Die gleiche Behandlung wie den Kathetern wird den Bougies zuteil, welche zum Unterschiede von den Kathetern für die Aufbewahrung mit einem Seidenfaden zu versehen sind.

Da im Harn Kalksalze vorhanden sind und der Harn sich zersetzt, müssen alle Geräte genau gereinigt werden, um eine Inkrustierung der Gummiwaren oder der Geräte zu vermeiden. Bei Anlegung eines Dauerkatheters mit Ableitung des Harnes in eine Flasche, sei es im Bette oder unter demselben angebracht, soll eine solche Flasche, wenn nicht besondere Gründe dagegen sprechen, ein Harndesinfizienz enthalten. Dies ist notwendig, um Zersetzungen und Geruchsbildungen in dem krankhaft veränderten Harn möglichst zu vermeiden und die Zimmerluft reinzuhalten. Was in solche Standgläser gegeben werden soll, bestimmt der Arzt. In Anstalten, in welchen derartige Kranke liegen, kann durch Luftreiniger, das sind gewisse Chemikalien, vermischt mit Geruchszusätzen, ebenfalls eine Vermeidung übler Gerüche erreicht werden.

Die Spülungen der Harnblase oder der Harnröhre: Sie werden mit verschiedenen Lösungen durchgeführt. Die Art und die Prozentzahl der Lösung bestimmt der behandelnde Arzt. Die Pflegerin aber hat die Aufgabe, diese Lösungen auf Körperwärme bereitzustellen, weil eine Spülung mit kalter Flüssigkeit als sehr unangenehm, ja sogar sehr schmerzhaft empfunden werden kann. Wenn heiße Spülungen angeordnet werden, so sollen dieselben gerade so warm sein, daß die über die Haut laufende Flüssigkeit ertragen wird. Bei allen diesen Darreichungen ist selbstverständlich auf entsprechende Unterlagen der Harntassen zu achten, die Patienten liegen auf einem Gummidurchzug, um eine Verunreinigung des Bettes zu verhindern.

Vorbereitung von Infusionen. Kranken Menschen werden zum Ersatz von Flüssigkeiten oder zur Hebung des Blutdruckes und der Herztätigkeit zuweilen physiologische Kochsalzlösung oder andere Lösungen eingespritzt. Die Zufuhr kann durch den Mastdarm, durch die Vene oder durch Einspritzung von Flüssigkeit in das Unterhautzellgewebe an der Außenseite der Oberschenkel vorgenommen werden. Die vorbereitende Schwester hat im allgemeinen eine 0,9%ige Kochsalzlösung bereitzustellen, das sind 9 g Kochsalz in einem Liter Wasser gelöst. Die Traubenzuckerlösungen, welche manchmal zugeführt werden, sind im allgemeinen 5%ig, d. h. sie sind wie die physiologische Kochsalzlösung dem Gewebedruck gleich und werden daher bei Einführung in das Unterhautzellgewebe gut vertragen. Vorbereitet wird: Ein graduierter Ein- oder Zweiliterkolben, mit 3fach gelochtem Gummistöpsel armiert; ein zuführendes und ein unter den Wasserspiegel sich senkendes abführendes gebogenes Glasrohr und ein Thermometer, welches bis zu 40° C zeigt. Im zuführenden Rohre muß eine kleine Glaskugel eingeschaltet sein, welche sterile Gaze enthält, um beim Einpumpen von Luft das Einblasen von Staubteilchen in die Lösung zu verhindern. An der abführenden Glasröhre wird ein zirka 1 m langer oder auch noch längerer Gummischlauch armiert, welcher entweder als Abschluß eine Nadel zur intravenösen Infusion oder nach Gabelung der Schläuche an jedem derselben eine lange Injektionsnadel zur subkutanen Einspritzung gleichzeitig in beide Oberschenkel trägt. Lösungen, Schläuche und Glasansätze müssen ebenfalls durch Kochen sterilisiert werden (Kochen durch zehn Minuten).

Es gibt für die physiologische Kochsalzlösung verschiedene Ersatzlösungen, welche steril geliefert werden, manchmal jedoch in Pulverform in kochendem Wasser zu lösen sind.

Zweiter Teil.

Achtes Kapitel.
Narkose.

Die Ausführung von Operationen soll möglichst schmerzlos durchgeführt werden. Dem Arzte stehen die allgemeine und die örtliche Betäubung zur Verfügung. Die allgemeine Betäubung oder Narkose kann mit Äther, Chloroform, Chloraethyl, mit Lachgas, Narzylen durchgeführt werden. Eine allgemeine Betäubung kann nicht nur durch Einatmen eines solchen Betäubungsmittels durch die Lungen, sondern auch durch Einspritzung einer Lösung derselben erreicht werden, wie es beispielsweise das Evipan darstellt. Auch mit Hilfe eines kleinen Einlaufes einer betäubenden Flüssigkeit ist die Möglichkeit der Allgemeinnarkose gegeben, wie man z. B. die Mastdarmnarkose mit Avertin durchführt.

Die Äthernarkose.

Der Äther wurde vom Chemiker JACKSON in Amerika erstmalig zur Narkose empfohlen, und im Jahre 1846 hat MORTON die erste Narkose damit durchgeführt. Die Äthernarkose findet heute noch allgemeine Anwendung. Der Äther wird in technischen Betrieben hergestellt und kommt in dunklen Flaschen, eigens für die Narkose gereinigt, in den Handel (Aether sulfuris pro Narkosi). Auf Grund seiner Herstellung kann er mit Schwefelsäure verunreinigt sein, und es ist unbedingt notwendig, den Äther auf seinen Reinheitsgrad vor Gebrauch zu prüfen. Dafür stehen folgende Proben zur Verfügung:

1. Aufgetropfter Äther muß auf einem weißen Filtrierpapier oder einer weißen Glasschale ohne Rückstand verdunsten.

2. Blaues Lackmuspapier darf durch Äther in der Farbe weder nach Rot noch nach Violett verändert werden.

Um die Zersetzung des Äthers durch Licht zu verhindern, muß er in dunklen Gläsern aufbewahrt werden.

Es ist notwendig, die Patienten zur Äthernarkose vorzubereiten. Der Arzt macht die Untersuchung von Herz, Lunge und

Harn. Der Mund soll vorher gereinigt und gespült werden, Magen, Blase und Mastdarm sollen entleert sein. Vor der Narkose muß der Patient nochmals kontrolliert werden, ob er lockere Zähne hat oder ein Gebiß, das zu entfernen ist. Beengende Kleidungsstücke müssen geöffnet sein und die Lagerung des Patienten muß so erfolgen, daß im Bereiche der Arme und Beine sich nirgends eine Druckstelle vorfindet, welche eine Narkoselähmung hervorrufen könnte.

Das Narkosebesteck enthält in einem Narkosekorb die Maske, das ist ein Drahtgestell, auf welches eine entfettete, 6fach gelegte Gaze befestigt wird und welches Mund und Nase des Kranken bedeckt. Auf diese Maske wird tropfenweise gleichmäßig Äther gegeben. Außerdem müssen Mundsperrer und Zungenzange vorbereitet im Narkosekorb liegen. Mit der Zungenzange kann man die Zunge hervorziehen. Man soll die Zunge quer fassen, um eine Gefäßverletzung zu vermeiden; auch darf man sie nicht zu weit vorne anfassen, um ein Ausreißen der Zunge an der Spitze hintanzuhalten. Der Mundsperrer wird immer hinter der Zahnreihe eingesetzt, weil man, wenn der Patient die Kiefer aufeinanderpreßt, zwischen den Zähnen nicht mit der Zange eindringen kann. Zum Auswischen des Mundes und des Rachens sind Stieltupfer notwendig, welche mit einer Tupferzange mit größter Festigkeit gehalten werden müssen, um ein Abgleiten des Tupfers in den Rachenraum und somit eine Erstickungsgefahr zu verhindern. Unbedingt notwendig ist auch das Bereitstellen einer Injektionsspritze und entsprechender Herzmittel, um sie für einen Zwischenfall von Seite des Herzens oder der Lungen sofort zur Hand zu haben.

Zum Verständnis der Narkose ist es wichtig zu wissen, daß der Äther gewisse Fettstoffe oder fettähnliche Stoffe löst und in die Zellen eindringen kann und auf solche Weise den Stoffwechsel der Zellen so weit stört, daß es zum Aufhören der Funktion der Großhirnzellen und der Rückenmarkszellen kommt. Die narkotische Wirkung erfolgt auch dadurch, daß das Narkotikum durch seine Ausbreitung auf der Oberfläche der Gehirnzellen diese mit einer umhüllenden Schicht umgibt und auf diese Art ihren Stoffwechsel dämpft, sie von den Reizen und Einflüssen der Außenwelt abschließt und gleichsam in einen Schlafzustand versetzt. So verliert der Mensch das Bewußtsein und zeigt in tiefer Narkose eine vollkommene Erschlaffung und keine Abwehrbewegungen. Durch die Einatmung des Äthers können so große Mengen desselben aufgenommen werden, daß es zu einem Schaden für empfindliche Organe und Zentren kommen kann. Gefährdet ist das Atmungszentrum, das Gefäßzentrum (Blutdruckregulierung) und das Herzzentrum. Es kann daher ein Zwischenfall bei der Narkose auftreten, der sogar zum Tode führt.

Stadien der Narkose. Man unterscheidet das Einschlafen, die tiefe Betäubung und das Erwachen. Das Einschlafen wird in ein Rausch- oder analgetisches (schmerzfreies) Stadium und in ein Erregungs- oder Exzitationsstadium eingeteilt. Die tiefe Betäubung nennt man das Toleranzstadium. Die Beobachtung der Pupillen, des Pulses und der Atmung gibt Aufschluß über die Narkosewirkung, geübte Narkotiseure beurteilen im allgemeinen aus der Atmung allein den Narkoseverlauf ausgezeichnet. Die Pupille ist beim Einschlafen weit, in der Toleranz enge und auch beim Erwachen weit. In allen Stadien wird die Pupille auf Lichteinfall sich noch verengern, d. h. sie reagiert auf Licht. Wenn Gefahr im Verlaufe der Narkose auftritt, so wird die Pupille weit und verengert sich auf Lichteinfall nicht mehr. Dann ist also keine Lichtreaktion nachweisbar. Die Beobachtung der Pupille ist während der Narkose von Zeit zu Zeit notwendig, doch muß der Narkotiseur wissen, welche Mittel der Patient vorher eingespritzt bekommen hat (Morphin, Atropin), um die Lichtreaktion der Pupille richtig beurteilen zu können, weil diese Mittel die Weite der Pupillen von vornherein beeinflussen.

Der Puls muß regelmäßig sein. — Die Atmung ist zu Beginn der Narkose, solange der Patient willkürlich atmet, meist gleichmäßig. Im Exzitationsstadium ist sie dann oft vorübergehend unregelmäßig und ungleichmäßig; dann soll sich die Atmung bei einer guten Narkose immer weiter gleichmäßig vertiefen und namentlich im Toleranzstadium tief und gleichmäßig sein. Beim Erwachen wird die Atmung oberflächlich, ja sie kann fast ganz unhörbar werden. Wenn der Patient zu Beginn der Narkose nicht genügend tief in die Narkose gebracht wurde, dann ist die Narkose zu flach, wie man sich ausdrückt. Wir finden eine ungleichmäßige Atmung, der Kranke preßt die Zähne aufeinander, er kann erbrechen, die Pupillen sind weit, der Kornealreflex ist vorhanden, d. h. Betupfen der Bindehaut ruft Zusammenziehen der Augenlider hervor. Der Kornealreflex kann mit der Fingerkuppe ausgelöst werden, oder besser mit einer sterilen Gaze. Wenn die Narkose zu tief ist, wenn infolge zu reichlicher Äthergaben Todesgefahr besteht, werden letzten Endes die Pupillen weit, starr, alle Reflexe fehlen, Puls und Atmung sind unregelmäßig. Haben wir, wie es bei der

Äthernarkose nicht allzu selten vorkommt, zuerst einen Atemstillstand, so ist der Patient bläulich verfärbt — man nennt diesen Zustand Zyanose. Zeigt sich ein Zwischenfall von seiten des Herzens, so ist der Patient infolge der Kreislaufschwäche meist blaß. Der Operateur sieht bei Zyanose (Atemstörung) das hellrote Blut in der Wunde sich dunkel verfärben, bei Störungen von Seite des Herzens oder des Kreislaufes hört es auf zu bluten.

Gefahren der Narkose. Es bestehen bei der Narkose Gefahren von Seite der Atmungsorgane oder des Herzens; außerdem gibt es noch Störungen und Gefahren im Laufe der ersten Tage nach der Operation, welche unmittelbar auf die Narkose zurückzuführen sind.

Atmungsstörungen. Patienten mit Kropf- oder mit anderen Halsleiden müssen vorsichtig gelagert werden. Eine Knickung der Luftröhre ist zu vermeiden. Es kann auch vorkommen, daß in die oberen Luftwege Blut, Schleim, beim Erbrechen Mageninhalt, ja sogar Fremdkörper, beispielsweise ein übersehenes Gebiß, eindringen. Man spricht dann von Aspiration. Eine weitere Möglichkeit ist zu Beginn der Narkose ein Atemkrampf, ein Krampf der Stimmritze, ein Zusammenpressen der Kiefer, die sogenannte Kieferklemme. Dieser Zustand wird als „Pressen" bezeichnet und kommt dann vor, wenn schon zu Beginn der Narkose das Exzitationsstadium erreicht wird und infolge mangelhafter Äthergaben das Toleranzstadium nicht in genügendem Ausmaße eintritt. In der Toleranz kann infolge der gänzlichen Entspannung der Muskulatur der Unterkiefer mit dem Zungengrunde weit nach hinten sinken, so daß der Zungengrund mit dem Kehldeckel nun den Zugang zum Kehlkopfeingang versperrt.

Der Atemstillstand kann also entweder zu Beginn der Narkose eintreten und ist als Überempfindlichkeit oder als Reflex der Atemwege schon auf geringe Mengen des Narkosemittels aufzufassen, oder er kann durch zu große Gaben (Überdosierung) hervorgerufen werden.

Maßnahmen bei Zwischenfällen von Seite der Atmung. Die Aspiration kann durch vorherige Kontrolle der Mundhöhle, durch Tieflagerung des Kopfes und der Brust, beim Erbrechen durch Drehen des Kopfes nach links und Tieflagerung verhindert werden. Die Drehung des Kopfes nach links wird aus anatomischen Rücksichten wegen des nicht geraden Verlaufes der Speiseröhre durchgeführt. Fehlerhaft ist es, die Tieflagerung nicht ausgiebig genug durchzuführen oder den Kiefer vorzuhalten. Preßt der Patient, so ist es das beste, dem Kranken frische Luft zuzuführen und kurzdauernd den Narkosekorb zu entfernen, und erst bei Wiedereinsetzen der regelmäßigen Atmung das Narkotikum wieder vorsichtig tropfenweise zu geben. Wenn der Unterkiefer mit dem Zungengrunde zurücksinkt, so ist der ESMARCH-HEIBERGsche Handgriff auszuführen. Dies geschieht folgendermaßen: Der Unterkiefer wird zuerst hinuntergedrückt und dann nach vorne geschoben, so daß nunmehr die untere Zahnreihe vor der oberen Zahnreihe steht, wodurch der Unterkiefer den Kehldeckel und Zungengrund mit nach vorne zieht und auf diese Weise die Atemwege zur Ein- und Ausatmung frei werden. Beim Erbrechen dagegen ist dieser Handgriff natürlich fehlerhaft und falsch, weil man dadurch dem Einfließen von Flüssigkeit in die Luftwege Vorschub leisten würde. Der Atemstillstand, welcher durch Überdosierung hervorgerufen wird, kann am besten durch sofortige frische Luftzufuhr (eventuell Sauerstoff) und künstliche Atmung bekämpft werden.

Künstliche Atmung. Sie kann auf zweierlei Art gut durchgeführt werden. Nach KÖNIG wird der Brustkorb von einer über dem Patienten stehenden Person von beiden Seiten zusammengepreßt und dann wieder ausgelassen. Die Elastizität des Brustkorbes bedingt ein neuerliches Auseinanderweichen der Rippen und somit die Einatmung. Die Ausatmung wird durch das Zusammenpressen mit den flachen Händen bewirkt und ist auch deutlich hörbar.

Eine viel häufiger angewandte Methode ist die künstliche Atmung nach SYLVESTER, welche von einer oder von zwei Personen ausgeführt werden kann.

Ausführung nur von einer Person: Sie steht hinter dem Kopfe des Patienten, erfaßt seine Arme, hebt sie seitlich hoch (1. Tempo), senkt die Arme und preßt sie an den Brustkorb an (2. Tempo). Strecken der Arme und Anlegen an die Seiten des Körpers (3. Tempo). Man macht diese Atembewegungen 16- bis 20mal in der Minute, und wenn man keine Möglichkeit hat, dies an Hand der Uhr zu kontrollieren, so richtet man sich nach den eigenen Atemzügen. Wenn zwei Personen diese Maßnahmen durchführen, so stehen sie zu beiden Seiten des Kranken und vollführen mit je einem Arm gleichzeitig die Atembewegungen: seitlich hochheben, seitlich anpressen und Strecken der oberen Extremität; man faßt diese mit einer Hand knapp ober dem Ellbogengelenk, mit der anderen Hand ober dem Handgelenk.

Wichtig ist es, immer vor Einleitung der künstlichen Atmung die Atemwege frei zu machen; bei Aspiration muß immer der Kopf und die Brust des Patienten tief gelagert werden, damit nicht Flüssigkeit noch tiefer in die Atemwege eingesaugt werde, sondern herausrinnen kann.

Der Herzstillstand. Der Stillstand des Herzens wird im Fachausdruck Synkope genannt und kann manchmal schon zu Beginn der Narkose ohne Verschulden des Narkotiseurs eintreten. Schwer shockierte oder ausgeblutete Patienten, Jugendliche oder Herzkranke können im Erregungsstadium einem plötzlichen Herzstillstand erliegen. Bei Überdosierung kann ebenfalls dieser schwerste aller Zwischenfälle eintreten.

Maßnahmen bei Herzstillstand. Es ist wichtig, den Kopf sofort tief zu lagern, mit der Zungenzange die Zunge vorzuziehen und die sogenannten Zungentraktionen auszuführen (d. h. mehrmaliges Ziehen an der Zunge) und, ebenso wie beim Atemstillstand, äußere Hautreize zu applizieren, wie Schlagen, Reiben. Noch wichtiger sind jedoch die Herzmassage und die sachgemäßen Einspritzungen. Schon beim Atemstillstand kann man mittels Einspritzungen, namentlich von Lobelin, dem Atemstillstand entgegenwirken. Beim Herzstillstand sind vor allem Herzmittel zu geben, und der Arzt kann sogar in das Herz selbst Herzmittel, z. B. Adrenalin, Ephedrin oder Strophanthin, einspritzen.

Die Herzmassage kann bei Bauchoperationen vom Arzte durch das Zwerchfell vom Bauche aus vorgenommen werden. Sonst kann man bei tief bewußtlosen Patienten unter den linken Rippenbogen hinaufgreifen und daselbst eine Strichmassage ausführen. Eine dritte einfache Methode ist die Klopfmassage der linken Thoraxwand über dem Herzen. Der Herzstillstand ist weitaus gefährlicher als der Atemstillstand.

Die Störungen nach der Narkose. Nach beendeter Narkose muß man dem Patienten besondere Sorgfalt angedeihen lassen, weil der noch bewußtlose oder in seinem Denken getrübte Kranke mit frischer Operationswunde besonders hinfällig ist. Es kann nach der Narkose eine Herzschwäche oder eine Lungenentzündung auftreten, der Patient kann nach der Narkose von unstillbarem Erbrechen oder von einer Magenlähmung befallen werden. Bei fehlerhaftem Verfahren während der Betäubung kann es durch das Narkotikum zu Verbrennungen an den vorstehenden Gesichtsteilen, wie an der Nasenspitze oder an den Wangen, kommen, ja es kann sogar Narkotikum versehentlich in die Augen getropft worden sein und dort eine Entzündung hervorrufen, was besonders bei Chloroform sehr unangenehm ist. Auch Nervenlähmungen, meistens durch Fallhand oder durch einen Fallfuß gekennzeichnet, werden beobachtet.

Die Chloroformnarkose.

Die Beschreibung der Äthernarkose wurde deshalb vorangestellt, weil Äther heute das allgemeine Narkotikum ist und Chloroform und Billroth-Mischung — d. i. ein Gemisch von Äther, Alkohol und Chloroform — selten in Anwendung kommen. Chloroform muß ebenfalls auf seinen Reinheitsgrad geprüft werden; es darf nicht nach Chlor riechen, beim Auftropfen auf weißes Filterpapier dürfen keine Rückstände verbleiben und mit NESSLERS Reagens darf keine Rotfärbung eintreten. Es wurde im Jahre 1847 von SIMPSON in England das erste Mal angewendet.

Wenn man schon mit Äther bei reichlichem Tropfen zufolge Überdosierung einen Atemstillstand erlebt, so ist das Chloroform noch wesentlich gefährlicher, und man ist imstande, mit 20 bis 40 Tropfen Chloroform einen Menschen zu töten. Man ist daher heute allgemein vom Chloroform als Narkosemittel abgekommen, und es ist heute nur mehr notwendig zu wissen, daß bei Anwendung dieses Mittels als Narkotikum äußerste Vorsicht und ganz langsames seltenes Tropfen Pflicht ist, wobei bei der Chloroformnarkose die Lichtreaktion der Pupillen das ausschlaggebende Moment darstellt.

Die Einleitung der Narkose wird häufig mit Chloraethyl oder anderen Rausch bewirkenden Narkotizis durchgeführt. Bei Kindern ist diese Maßnahme wegen der Gefahr eines Zwischenfalles gänzlich abzulehnen, bei Erwachsenen wird man mit großer Vorsicht vorgehen müssen, weil bei Überdosierung Atem- und Herzstillstand schon bei geringen Mengen eintreten kann.

Der Ätherrausch, Chloraethylrausch.

Für kurz dauernde Eingriffe kann der Patient mit Chloraethyl oder mit Äther so weit betäubt werden, daß er im Stadium analgeticum, also im Rauschstadium, einem Eingriffe unterzogen werden kann. Solche Betäubungen hat manchmal gerade das Pflegepersonal durchzuführen, und es muß daher davon wissen, daß der Patient bei Einleitung dieses Rausches so lange Chloraethyl oder Äther zu bekommen hat, bis er sich verzählt, das Bewußtsein verliert und die erhobene Hand herabsinken läßt. Es soll nicht so viel Narkotikum gegeben werden, daß der Patient in das Exzitationsstadium kommt und unwillkürliche Abwehrbewegungen macht. Tritt jedoch dieses Stadium ein, so muß man durch Mehrgaben eine kurz dauernde Toleranz zu erreichen suchen (Vorsicht, plötzliche Todesfälle).

Bei Einleitung der Narkose wird der Patient angesehen, man läßt ihn den Mund öffnen, sieht nach, ob nicht etwa doch ein Gebiß vorhanden ist (es gibt Patienten, die sich darüber nicht äußern wollen), deckt dann mit einem Tuche die Augen etwas ab und legt den Narkosekorb auf. Nun muß der Patient zählen, oder man führt mit ihm ein Gespräch und gibt dabei langsam tropfenweise das Narkotikum auf den Korb, bis der Patient das Bewußtsein verliert. Die Augen werden abgedeckt, um das Einfließen von Äther zu vermeiden. Die Nasenspitze, die Ohren und die Wangen kann man einfetten, um eine Verätzung durch Äther zu verhindern. Man muß außerdem noch wissen, daß manche Menschen infolge von Veränderungen der Nasenwege durch die Nase allein nicht genug Luft bekommen. Daher ist man bei der Narkose manchmal gezwungen, den Kiefer nur locker vorzuhalten, um dem Kranken auch durch die Mundspalte Luft zukommen zu lassen. Unruhe und Hast, vor allem aber Sprechen oder Ablenkung des Narkotiseurs durch die Umgebung sind zu vermeiden, weil der Narkotiseur die volle Verantwortung für das Leben des Kranken trägt.

Die Gasnarkose.

Die Anwendung von Gas zur Betäubung, wie es beispielsweise das Lachgas ist, kann nur gemeinsam mit Sauerstoff, der *zur Aufrechterhaltung des Lebens* nötig ist, erfolgen. Hierfür stehen eigene Apparate zur Verfügung, welche aus Stahlzylindern, die den Sauerstoff und das entsprechende Gas enthalten, und einer Rohrleitung mit Ventilen bestehen. Das Prozentverhältnis zwischen Narkotikum und Sauerstoff ist regulierbar und zur Unterstützung solcher Gasnarkosen ist bei diesen Apparaten auch eine Ätherflasche mit einstellbarer Tropfenzahl pro Minute angebracht. Zur Bedienung dieser Apparate ist eine praktische Unterweisung notwendig.

Die intravenöse Narkose

ist dadurch gekennzeichnet, daß sie heute noch im allgemeinen nur für kleinere Eingriffe geeignet ist und daß man sich immer genau nach den Vorschriften, die an den Packungen des Narkotikums angegeben sind, halten soll. Die Dosierungsmenge ist vom Arzte individuell zu bestimmen. Wichtig ist es für das Pflegepersonal zu wissen, daß das entsprechende Herzmittel oder die entsprechende Gegengabe immer greifbar oder rasch erreichbar sein muß, so muß also z. B. bei Evipan Koramin vorbereitet sein.

Die Mastdarmnarkose.

Durch Instillation einer gewissen Menge des Narkotikums, welches aufgelöst wird oder schon in Lösung in den Handel kommt, kann der Patient eingeschläfert werden. Die Menge des Narkotikums, welche zugeführt wird, hängt von der Größe, vom Gewicht und vom Körperzustande des Kranken ab. Es ist daher notwendig, bei der Durchführung solcher Narkose genau die Vorschriften zu beobachten, weil Irrtümer verhängnisvolle Wirkungen auslösen können.

Die Basisnarkose. Zur Erleichterung des Einschlafens, zur Erreichung der Toleranz in kurzer Zeit oder zur Beruhigung von nervösen Patienten wird den Kranken einige Zeit vor Beginn der Narkose ein Narkotikum verabfolgt. Vor Beginn der Äthernarkose wird 0,01—0,02 Mo. + 0,001 Atropin gegeben, einerseits zur Erleichterung des Einschlafens, anderseits um eine zu starke Sekretbildung durch die Schleimhäute zu verhüten (Atropin macht den Mund und die anderen Schleimhäute trocken). Man kann auch andere Betäubungsmittel, wie z. B. Skopolamin, geben. Nur muß man dabei beachten, daß der Blutdruck dadurch stark sinken kann und ein blutdrucksteigerndes Mittel (Ephetonin) zugesetzt werden muß. Auch Avertin oder Evipan können als sogenannte Basisnarkotika verwendet werden. Das Wesentliche daran ist, daß von Seite des Personals die Verordnungen exakt durchgeführt werden, um auch wirklich die entsprechende Wirkung des Narkotikums zu erzielen. So soll die Einspritzung von Morphium beispielsweise 30—50 Minuten vor Beginn der Narkose erfolgen, weil sie dann die größte Wirksamkeit hat, während zu kurze oder zu lange Zeitabstände die Wirkung des Mittels zunichte machen.

Neuntes Kapitel.

Komplikationen und Gefahren nach Operationen und Verletzungen.

Die postoperative Peritonitis (Bauchfellentzündung).

Bei Eingriffen in die Bauchhöhle kann die Behandlung einer Bauchfellentzündung notwendig werden. Sie besteht ent-

Die postoperative Peritonitis (Bauchfellentzündung).

weder schon vor dem Eingriff (ein typisches Beispiel ist die eitrige Wurmfortsatzentzündung mit Durchbruch des eitrigen Appendixinhaltes in die Bauchhöhle) oder sie entsteht erst nach dem Eingriff. Auch während und nach der Operation können Keime, die das Bauchfell infizieren, eine Bauchfellentzündung verursachen.

Die Darmwege sind voll Bakterien, deren Gefährlichkeit sich steigert, je näher wir vom Magen aus gegen die unteren Darmabschnitte vordringen.

Die Entzündung des Bauchfelles führt zu Ausschwitzungen und Flüssigkeits-, bzw. Eiterbildungen in der Bauchhöhle selbst. Die Folgen sind Darmlähmung, Blähung und Aufnahme giftiger Darmstoffe in die Blutbahn des Körpers. Auch eine auftretende Herzschwäche führt häufig den Tod herbei.

Das dem Chirurgen bekannte Krankheitsbild einer Bauchfellentzündung soll auch dem Pflegepersonal geläufig sein, weil postoperativ bei raschem Erfassen dieser Situation und entsprechender Pflege Patienten oft gerettet werden können.

Typisch für die Entzündung des Bauchfelles sind dauernde Bauchschmerzen und Unruhe, der Kranke leidet an Hitzegefühl und sucht sich in eigenartiger Weise abzudecken, besonders aber die Füße außerhalb der Bettdecke zu bringen. Der Puls wird schneller und kleiner, es gehen keine Winde mehr ab, Stuhl wird trotz Einlauf nicht mehr erzielt — die Augen liegen tief in den Höhlen, der Bauch ist oft anfänglich eingezogen und gespannt, wird jedoch später gebläht. Aufstoßen und Erbrechen tritt ein, Angstgefühl und Schweißausbruch belästigen den Kranken, der unter Verkennung seines schweren Leidens in den letzten Stadien glücklicherweise manchmal verwirrt der Krankheit erliegt.

Was ist nun Pflicht für die Schwester, postoperativ zu beobachten?

1. Gewissenhaft den gegebenen Auftrag ständiger heißer Packungen auf die Bauchdecken auszuführen, weil die Krankheit im Anfangsstadium dadurch gebessert werden kann.

2. Getränke und Speisen nur nach Vorschrift zu verabfolgen und vor allem die Angehörigen zu kontrollieren. Trinkt der Kranke zu viel, so kann z. B. bei Magenoperationen eine Naht aufgehen und schwere Bauchfellentzündung zur Folge haben.

3. Abführmittel dürfen nur über Auftrag gegeben werden. Auch zu starke Darmbewegungen können unter Umständen schädlich sein.

4. Die Mengen des Stuhles sind zu beachten und aufzube-

wahren. Weiters muß die Schwester kontrollieren, wieviel Flüssigkeit bei mehrfachen Einläufen im Darmkanal zurückgeblieben ist.

5. Wichtig ist die Feststellung, ob tatsächlich Winde abgegangen sind.

6. Bei häufigem und erschöpfendem Erbrechen soll der Arzt zur vielleicht notwendigen Magenspülung verständigt werden.

7. Die Operationswunden und Drainagen werden bei solchen Fällen immer kontrolliert. Die Schwester soll also außerhalb der üblichen Visitezeit schon alles zum Verbandwechsel bereit halten.

8. Infusionsbestecke sind ebenfalls bereitzustellen.

9. Serumgaben müssen ohne Verzug verabfolgt werden, da jede Stunde der Erkrankung die Gefahr erhöht.

Außer der postoperativen Bauchfellentzündung können solche auch ohne Operation zur Behandlung kommen (z. B. die gonorhoische Peritonitis). Die Maßnahmen für die Pflegeschwester sind die gleichen

Wichtig ist noch ein Umstand bei Baucherkrankten, Magenleidenden oder Wurmfortsatzerkrankten. Es kann nämlich plötzlich zum Durchbruch eines Magengeschwüres oder zum Aufflackern der Entzündung kommen. Bei solchen Kranken muß die Schwester rechtzeitig den Arzt holen. Niemals jedoch darf sie eigenmächtig ein Beruhigungsmittel geben, wenn plötzlich starke Bauchschmerzen einsetzen. Auf chirurgischen Stationen liegen häufig solche Kranke zur Beobachtung und plötzliche Verschlimmerungen sind möglich.

Auch nach Röntgendurchleuchtungen, besonders des Magens und des Zwölffingerdarmes, muß die Schwester bei Schmerzanfällen an Geschwürsdurchbruch denken und den Arzt sofort verständigen.

Die postoperative Thrombose und Thrombo-Embolie.

Begriff und Wesen der Thrombose wurden bereits im ersten Teile dieses Buches ausführlich besprochen, ebenso ihre Behandlung und Pflege. An dieser Stelle werden nur mehr einige Ergänzungen gebracht, so weit sie für eine Darstellung der Thromboembolie als postoperative Komplikation von Bedeutung sind.

Thrombosen treten nach allen Operationen auf, wovon aber nur ein Teil zu einer tödlichen Embolie führt. Die eigentlichen Entstehungsursachen der Thrombose im allgemeinen sowie die der postoperativen Thrombose sind umstritten und un-

Die postoperative Thrombose und Thrombo-Embolie. 93

erforscht; daher würde eine genauere Besprechung derselben den Rahmen dieses Buches überschreiten. Feststeht nur, daß Thrombosen bei Frauen häufiger als bei Männern, bei älteren Menschen häufiger als bei jungen, bei beleibten häufiger als bei mageren Menschen auftreten. Außerdem spielt neben diesen Eigenschaften der Patienten auch die Art des Eingriffes und der Erkrankung eine Rolle. Besonders häufig ist die Thrombose bei Brust- und Nabelbruchoperationen, bei Operationen im kleinen Becken, bei Gallenblasenoperationen sowie bei Wundinfektionen, Krebs und gewissen Stoffwechselstörungen, während nach Kropfoperationen, Gesichts- und Schädeloperationen sowie nach Eingriffen an den Extremitäten selten eine Thrombose eintritt. Bei entsprechender Disposition kann in seltenen Fällen eine Thrombose auch aus geringfügigen Ursachen, z. B. nach einer intravenösen Traubenzuckerinjektion, oder sogar ohne ersichtlichen Grund auftreten.

Wenn nach einer Operation eine Thrombose feststellbar ist, führt sie in der Regel nicht mehr zu einer tödlichen Embolie. Die gefährlichen sind diejenigen postoperativen Thrombosen, welche ohne erkennbare Erscheinungen verlaufen und bei welchen die Blutgerinnsel durch Bewegungen der Patienten oder durch irgendwelche anderen Umstände losgerissen und in den großen Kreislauf geschleudert werden. Tritt dieser Fall ein, so kann ein solches Blutgerinnsel die große Lungenarterie gänzlich verstopfen, ja es kann zu einem Krampf der Lungenarterie um das Gerinnsel kommen und den Tod des Patienten binnen einigen Minuten bis Stunden zur Folge haben. Kleinere Gerinnsel können durch die Lungenarterienäste hindurchgepreßt werden und kleinere Gefäßbezirke im Bereiche der Lungen vom Blutkreislaufe ausschalten und zu örtlichen Kreislaufstörungen Anlaß geben. Man nennt die Verstopfung der großen Lungenarterie Lungenembolie. Durch die Verstopfung kleinerer Lungenäste kommt es zu den sogenannten Infarkten, das sind keilförmig begrenzte Bezirke von Blutstauungen in der Lunge.

Die Lungenembolie ist also ein oft plötzliches und bei unbemerkt verlaufender Thrombose unvorhergesehenes Ereignis. Typisch für die Lungenembolie ist der überfallsartige Beginn oft beim ersten Aufstehen oder bei irgendwelchen leichteren Anstrengungen, welchen der Patient ausgesetzt ist. Es tritt ein Angst- und starkes Beklemmungsgefühl ein, der Patient wird blau, ringt nach Luft, der Puls wird klein und rasch. Mitunter treten auch Schmerzen in der Brust auf. Besonders eindrucksvoll sind der Lufthunger und die rasche angestrengte Atmung. Dieser jedem Laien sofort lebensgefährlich erscheinende Zustand kann durch Gaben von krampflösenden Mitteln, eventuell durch sofortiges Aufrichten und Essigumschläge auf das Herz behandelt werden. Wichtig ist die dringliche Verständigung des Arztes und das Herrichten zum operativen Eingriff, welcher in der Entfernung eines solchen Gerinnsels aus der großen Lungenarterie besteht (TRENDELENBURGsche Operation). Es ist auch rätlich, den Patienten Sauerstoff atmen zu lassen und ihm ein Herzmittel zu verabreichen.

Alle die beschriebenen Symptome können vorübergehend sein und statt zum Tode nur zu dem schon vorher erwähnten Infarkt der Lunge führen. Je nach der Größe des Gerinnsels kann es zu mehr oder minder schweren Folgen kommen. Häufig klagen die Patienten nur über Stechen in der Brust, Schmerzen bei der tiefen Atmung und erst in einigen Tagen tritt manchmal ein Bluthusten auf, der das Symptom für einen Infarkt ist, aber oft nicht beachtet wird. Bei diesen Zuständen wird die Atemnot wohl am besten durch Hochsetzen des Patienten bekämpft.

Bei Infarkten werden vom Arzte Beruhigungsmittel verordnet; Einreibungen und heiße Kataplasmen im Bereiche der Brust wirken manchmal lindernd. Auf Grund dieser Tatsachen soll das Pflegepersonal auf kleinste ausgehustete Blutmengen im Sputum solcher Patienten achten, um dem Arzte diesbezügliche Meldungen machen zu können.

Die Fettembolie.

Bei schweren Unfällen können größere Mengen des festen Knochenmarkes zertrümmert werden und durch die kleinen Venen zahlreiche Fetttröpfchen in den Blutkreislauf eindringen. Ist dies der Fall, so wird in den Lungen ein Teil der kleinsten Lungengefäße, welche man Kapillaren nennt, verstopft, weil diese kleinen Fetttröpfchen nicht durch die engen Gefäßchen durchgedrückt werden. Abgesehen von der Ausschaltung einer großen Atemoberfläche, entsteht dadurch für das Herz eine hochgradige Vermehrung des Arbeitswiderstandes, und solche Patienten sind lufthungerig, kurzatmig, haben einen kleinen eilenden Puls, und es ist wichtig, bei solchen Zwischenfällen sofort den Arzt zu benachrichtigen. Die Fettembolie tritt nicht immer gleich nach dem Unfalle auf, sondern sie kann einige Stunden, sogar einige Tage nachher entstehen. Es ist besonders wichtig, daß die Pflegeperson bei den ihr zur Pflege anvertrauten Kranken diesen Zustand möglichst früh erkennt und dem Arzt meldet, damit er durch vorbeugende Maßnahmen den lebensgefährlichen Zustand des Patienten bessern kann.

Es gibt auch seltene Formen der Fettembolie, welche mit Lähmungen einhergehen. Sie entstehen auf die Weise, daß die Fetttröpfchen Hirnarterien verstopfen, wodurch einzelne Hirnpartien von der Ernährung und somit von der Funktion ausgeschaltet werden.

Die Luftembolie

besteht, wie der Name schon sagt, in einer Verstopfung von Arterien mit Luft. Diese kommt stets so zustande, daß durch eine verletzte Vene das zum Herzen rücklaufende Blut Luft ansaugt, diese Luft schließlich in die rechte Herzkammer gelangt, wo sie durch die Zusammenziehungen des Herzens mit dem in demselben vorhandenen Blut zu Schaum geschlagen wird, der die Lungenarterie verlegt, so daß kein Blut mehr in die Lungen kommen kann und nun derselbe Tod wie bei Lungenembolie, gleichsam durch inneres Ersticken, eintritt. Natürlich gibt es auch leichtere Formen der Luftembolie, die oft ganz harmlos verlaufen. Die Zeichen der Luftembolie sind das schlurfende Geräusch durch das Ansaugen der Luft und gleich darauf die schweren Erscheinungen einer blaßbläulichen Verfärbung, schwerster Atemnot, kleiner, unregelmäßiger, rascher Puls mit baldigem Tode oder aber allmählicher Rückgang dieser Erscheinungen.

Als Maßnahme gegen die schon eingetretene Luftembolie muß raschestens die verletzte Vene unterbunden, oder, wenn man nicht genau weiß, wo sie sich befindet, diejenige Stelle, an der sie voraussichtlich liegt, mit einer nassen Kompresse komprimiert werden, um durch diesen Druck ein weiteres Einströmen von Luft zu verhindern. Oft wird zu diesem Zwecke auch das ganze Operations- oder Wundgebiet mit physiologischer Kochsalzlösung bespült. Die Schwester muß also rasch eine solche Lösung oder die in diese Lösung getauchten sterilen Kompressen reichen. Dann wird der Patient schnellstens so gelagert, daß das Wundgebiet tief zu liegen kommt, also bei Kropfoperationen Kopf tief und Becken hoch, bei Mastdarmoperationen umgekehrt, weil auf diese Weise oft ein gewisser Rückfluß des Venenblutes erreicht werden kann, der dann auch die Luft wieder heraustreibt, zumindest aber den Nachstrom neuer Luft verhindert. Endlich werden Herzmittel (Kampfer, Kardiazol) verabreicht, um das Herz bei seiner vermehrten Arbeit, welche es durch das Durchpumpen der Luft durch die Lunge zu leisten hat, zu unterstützen. Gelingt es so, die

Luft bis in die kleineren Verzweigungen der Lungenarterien hineinzutreiben, so daß die Hauptarterien frei und nur mehr kleinere Gebiete der Lunge von der Blutzirkulation und von der Atmung ausgeschaltet sind, so kann auf diese Art das Leben gerettet werden.

Ganz selten kommt es auch vor, daß die Luft durch eine bei manchen Menschen vorhandene Öffnung in der Herzscheidewand in das linke Herz und von hier in das Gehirn kommt, dort Arterien verstopft und auf diese Weise zu vorübergehenden Lähmungen führt, ganz ähnlich wie eine Embolie oder ein Schlaganfall.

Die postoperative Pneumonie

wurde bereits im ersten Teile, in dem Kapitel „Die Behandlung der Frisch-Operierten" besprochen.

Die Wundinfektion.

Die Entstehung, Erkennung und die Gefahren der Wundinfektion werden in dem folgenden Kapitel über die „Systematik der wichtigsten chirurgischen Erkrankungen" (siehe „Die infizierte Wunde", Wundeiterung, Blutvergiftung) besprochen. In diesem Zusammenhange sei nur erwähnt, daß nicht nur bei Verletzungen, die ja unter keinerlei aseptischen Maßnahmen erfolgen, sondern auch bei operativ gesetzten Wunden Infektionen auftreten können. Die Zahl dieser Infektionen aber muß eine ganz verschwindend kleine sein, sonst handelt es sich immer um irgendeinen Fehler in der Asepsis, welcher das Gewissen aller, die an diesen Operationen beteiligt waren, ernstlich belastet.

Aufplatzen der Operationswunde.

Ein seltener, aber schwerer Zwischenfall ist das Aufplatzen der Operationswunde. Dieses Ereignis finden wir am häufigsten bei schwer Krebskranken. Es ist Aufgabe des Personals, die vortretenden Eingeweide sofort mit sterilen Tüchern zu bedecken und den Patienten so rasch als möglich der chirurgischen Behandlung zuzuführen.

Soor.

Nach Operationen wird auch im Bereiche des Mundes bei Schwerkranken Soor beobachtet; es ist häufig ein Zeichen wenig aufmerksamer Pflege. Fleißiges Mundspülen, die Anwendung von Borlösungen oder Borax, Pyoktaninpinselungen lassen in einigen Tagen den weißen, abwischbaren Soorbelag zuverlässig verschwinden.

Die Speicheldrüsenentzündung

ist eine wichtige Komplikation bei Frisch-Operierten, welche ebenfalls bei Trockenheit im Munde und mangelndem Speichelfluß entstehen kann, weil einerseits die Bakterien bei geschwächter Abwehr des Körpers gefährlicher werden, anderseits der fehlende Speichelfluß das Einwandern dieser kleinsten Lebewesen in die Drüse leichter ermöglicht. Die Entzündung der Ohrspeicheldrüse (Parotitis) äußert sich in einer Schwellung, welche hinter dem Ohre auftritt und zum Abstehen des Ohrläppchens führt und mit feuchter Hitze behandelt wird. In einer Reihe von Fällen ist sogar die Eröffnung eines eingeschmolzenen Abszesses notwendig.

Die postoperative Darmlähmung, Magenatonie, Blasenlähmung und Harnsperre (Anurie)

wurden bereits im ersten Teil des Buches, im vierten Kapitel „Die Behandlung der Frisch-Operierten", besprochen.

Das postoperative diabetische Coma.

Zuckerkranke, also an Diabetes melitus leidende Patienten, sind sehr empfindlich gegen operative Eingriffe. Bei entsprechender Behandlung gelingt es meist verhältnismäßig leicht, selbst in schweren Fällen von Zuckerkrankheit sogar größere Operationen mit gutem Erfolg auszuführen. Oft aber kann sogar ein ganz kleiner Eingriff auch in leichten Fällen von Diabetes ein schweres, lebensbedrohliches Koma (d. i. einen gänzlichen „Verfall") auslösen, wenn die Zuckerkrankheit des Patienten nicht beachtet wurde und daher keine Maßnahmen gegen sie ergriffen worden waren. Die Behandlung eines diabetischen Zwischenfalles nach einer Operation besteht hauptsächlich in der Verabreichung von Insulin und Traubenzucker, wobei der Arzt stundenlang förmlich am Bett des Kranken arbeiten muß, um wenigstens die momentane Lebensgefahr abzuwenden. Die Pflegeschwester kann hierbei aus eigenem nichts unternehmen, doch wurde auch diese Komplikation hier besprochen, um dem Pflegepersonal *zwei* Dinge um so sicherer einzuprägen:

98 Komplikationen u. Gefahren nach Operationen u. Verletzungen.

1. Die Schwester muß vor jeder Operation automatisch, ohne daß es erst vom Arzte angeschafft wurde, den Harn des Patienten zur Untersuchung geben und gegebenenfalls den Arzt an diese Untersuchung erinnern und

2. muß die Schwester auch auf das Benehmen der Frisch-Operierten ein wachsames Auge haben und jeden auffälligen Schwächezustand sofort dem Arzte melden.

Der Kollaps.

Man versteht darunter eine plötzlich eintretende Schwäche des Herzens und der Gefäßwandmuskulatur, deren Ursache in einer Reaktion des Gefäßnervensystems auf gewisse Schädlichkeiten (Gifte, seelische Erregung, große Anstrengungen und Operationen) liegt. Auch beim ersten Aufstehen von Patienten und bei Rekonvaleszenten wird manchmal ein Kollaps beobachtet. Die wichtigsten Kennzeichen sind Blässe, kleiner unregelmäßiger Puls, weite Pupillen, eventuell kalter Schweiß und Bewußtseinsstörung. Der Kollaps kann sich so vertiefen, daß der Patient daran zugrunde geht. Ein so schwerer Kollaps tritt aber wohl nur bei sehr schweren Erkrankungen, besonders bei schwächenden oder schmerzhaften Operationen, auf, während der öfter beobachtete Kollaps beim ersten Aufstehen der Patienten und in der Rekonvaleszenz gut vorübergehen kann und eigentlich eine Übergangsform zur Ohnmacht bildet; bei der Ohnmacht beherrscht die Blutleere des Gehirnes das Bild allein. Beide werden durch Gefäß- und Herzmittel, wie Koffein und Kardiazol, wirksam behandelt.

Die Ohnmacht.

Der Zustand der Ohnmacht ist ein plötzlicher vorübergehender Bewußtseinsverlust, welcher bei starkem Schmerz oder bei sensiblen Menschen im Gedränge, in überheizten Räumen, nach Überanstrengungen und Schwächezuständen auftreten kann. Ihm liegt eine vorübergehende Blutarmut des Gehirnes zugrunde.

Der Shock.

Unter Shock versteht man ein Darniederliegen aller Lebensfunktionen des Körpers mit einer übermäßigen Blutansammlung in den Blutgefäßen der Baucheingeweide. Shock wird durch Schreck, übergroße Anstrengungen, schwere Operationen, schwere Unfälle und Verletzungen, ja sogar durch

Punktion eines Rippenfellergusses ausgelöst. Typisch ist der kleine eilende Puls, die vollkommene Gleichgültigkeit der Menschen gegen ihre Umgebung bei erhaltenem Bewußtsein, die weiten, träge reagierenden Pupillen und die oberflächliche, sehr rasche Atmung.

Charakteristisch für den Kollaps ist der unregelmäßige kleine Puls und die Bewußtseinstrübung, für die Ohnmacht der regelmäßige Puls bei bestehendem Bewußtseinsverlust, für den Shock der kleine, kaum tastbare eilende Puls bei erhaltenem Bewußtsein. Die Behandlung besteht in Zufuhr von Wärme, Bedecken mit heißen Tüchern und bei erhaltenem Bewußtsein in Gaben von Alkohol, Kaffee und heißen Getränken.

Die postoperative Tetanie

wurde schon im ersten Teil, im vierten Kapitel, unter „Maßnahmen nach Strumaoperationen" besprochen (siehe auch zehntes Kapitel, „Die Tetanie").

Zehntes Kapitel.
Die wichtigsten chirurgischen Erkrankungen.
Die Infektion.

Unter den vielen, zum Teil harmlosen oder sogar nützlichen Kleinlebewesen, die nur mikroskopisch sichtbar gemacht werden können, gibt es gewisse Bakterien, die bei ihrem Einbruch in den menschlichen Körper krankheitserregend wirken. Je nach den Arten der Keime und je nach dem Zustande des Körpers können im wechselseitigen Verhältnis schwere oder leichtere Erkrankungen hervorgerufen werden. Zum allgemeinen Verständnis ist es notwendig zu wissen, daß gewisse Bakterienarten durch ihre Anwesenheit und entsprechend reiche Vermehrung im Blute oder Gewebe Krankheiten verursachen können. Als typisches Beispiel können die Streptokokken, Staphylokokken und Milzbrandbakterien herangezogen werden. Eine weitere Möglichkeit von Schädigungen rufen solche Bazillen hervor, welche gewisse Produkte ausscheiden, die sich im Körper ausbreiten und oft an entfernten Stellen von der Einbruchspforte oder der Wunde wirksam sind. Ein typisches Beispiel dafür ist der Starrkrampfbazillus, welcher das Rückenmark schädigt und oft bei einer kleinen Hautwunde eindringt, sowie der Diphtheriebazillus, der in der Rekonvaleszenz eine Herzlähmung verursachen kann. Man nennt diese Stoffwechselprodukte der Kleinlebewesen, durch welche solche Schädigungen, wie die eben beschriebenen erzeugt werden, Toxine (Gifte). Ein Krankheitsbild kann aber auch durch das Zusammenwirken der Bakterien und ihrer Stoffwechselprodukte bedingt sein. Nicht immer muß das Einwandern krankheitserregender Keime sofort die Krankheit hervorrufen. Es braucht bei manchen Infektionen eine gewisse Zeit, eine Reihe von Tagen, bis die Krankheit als solche ausbricht. Der Zeitraum vom Eindringen der Erreger in den menschlichen Körper bis zum Ausbruch der Krankheit wird Inkubationszeit genannt.

Es gibt auch einen Begriff, den man schlummernde oder ruhende Infektion nennt. Ein Beispiel dafür ist eine Schußverletzung, wobei die steckengebliebene Kugel Eitererreger oder Starrkrampfbazillen in den menschlichen Körper eingebracht hat, die aber zu keiner Erkrankung führten, sondern auf irgendwelche Art im Körper ruhen; der Kranke ist jahrelang trotz seines Steckschusses beschwerdefrei. Plötzlich kann er bei schlechten Lebensbedingungen, oder wenn er in die gleiche Körpergegend einen Stoß erhält, wieder erkranken. Es kommt in solchen Fällen zur Abszeßbildung oder neuen Entzündung, bzw. zum Tetanus. Dieser Umstand ist nicht nur für den Arzt wichtig, sondern auch für die Pflegeschwester, welche wissen muß, daß Patienten mit alten Verletzungen, mit alten Knochenentzündungen und anderen abgelaufenen Infektionen oder Schußverletzungen durch geringe Erschütterungen neuerlich erkranken können.

Die Entzündung.

Die Entzündung ist eine Änderung des Körperzustandes örtlicher Natur, welche in großen Zügen gesetzmäßig verläuft. Wir unterscheiden in der Entwicklung dieses Vorganges drei Phasen, die für dieses Krankheitsgeschehen charakteristisch sind. Das erste Stadium ist die Veränderung des örtlichen Blutkreislaufes mit Erweiterung der Gefäße. Das zweite Stadium ist bei erfolgter Durchwanderung von Blutzellen aus den Gefäßen oder von verminderter Strömungsgeschwindigkeit bis zum Stehenbleiben der Blutzellen in den Gefäßen durch Bildung von Eiter und durch Absterben von Gewebeteilen gekennzeichnet. Das dritte Stadium zeigt die Wiederherstellung der erkrankten Gewebepartien durch Bildung von Bindegewebe.

Bei Betrachtung dieser Stadien sind auch die allgemeinen Erscheinungen der Entzündung, wie Rötung, Schwellung, Hitzegefühl, Schmerzen und Funktionsstörungen erklärbar. Die

Die Entzündung.

Rötung erklärt sich durch die Blutfülle, die Schwellung durch das Austreten der Säfte, die Hitze durch den vermehrten Blutzufluß und die Stoffwechselveränderungen der Gewebe, der Schmerz durch die Veränderungen und die Spannung durch den erhöhten Gewebedruck; daher auch die Funktionsstörungen.

In der Folge einer Entzündung kann je nach ihrer Schwere ein dünnflüssiges, eiweißhaltiges Exsudat, ein eitriges oder ein jauchiges Exsudat bei schwerer Infektion entstehen. Nicht jede Entzündung ist durch eine Bakterieninvasion bedingt, sondern es gibt auch eine Entzündung ohne Krankheitserreger, welche durch irgendeine Gewebeschädigung, seien es immerwährende mechanische Reize, oder Hitze, oder Einwirkung von Laugen und Säuren, hervorgerufen werden kann. Für die Pflegerin ist die Kenntnis dieser Dinge empfehlenswert, um in gewissen Grundzügen die Behandlung solcher Kranker richtig zu verstehen. Man kann eine Entzündung zurückzudrängen versuchen und eine Verteilung der Stoffwechselprodukte der Entzündung anstreben. Man kann aber auch eine Beschleunigung der Entzündung und eine rasche Eiterbildung begünstigen. Grundsätzlich muß immer zwischen einer örtlichen und einer allgemeinen Behandlung entzündlicher Erkrankungen unterschieden werden. Die örtliche Behandlung besteht in einer künstlich hervorgerufenen noch stärkeren Durchblutung, wie man sie beispielsweise durch die BIERsche Stauung, die Saugglocke, die Wärmeapplikation, das heiße Bad, die Heißluft, Thermophor, Wärmestrahlung oder Quarzlicht erzielen kann. Eine weitere örtliche Maßnahme ist bei manchen Entzündungen die Röntgenbestrahlung. Falls man eine Entzündung dämpfen will, geschieht dies durch kalte Umschläge. Ruhigstellung ist bei jeder Entzündung auf alle Fälle eine Notwendigkeit.

Besteht eine Wunde, so muß natürlich die entsprechende Wundbehandlung durchgeführt werden.

Die allgemeine Behandlung der Entzündung besteht in einer Erhöhung der gesamten Abwehrkräfte des Körpers. Dazu gehört die Serumbehandlung, die Behandlung mit Farbstoffpräparaten, vor allem aber eine sehr sorgsame Pflege und möglichst reichliche Ernährung. Die Ernährungsbehandlung wird vor allem durch reichliche Alkoholgaben jeder Art unterstützt, und es obliegt der Pflegerin, diese hohen Alkoholdosen dem Patienten bekömmlich zu verabreichen. Als praktisch erwiesen hat sich die Stocksche Mischung: Kognak, vermischt mit Eidotter und Zuckerzusatz.

Unter den vielen Kleinlebewesen ist der Bacillus Pyocyaneus ein in Wunden vorkommender Keim. Er verursacht ein eigentümliches blaugrünes Verfärben der Verbände und des Eiters durch einen von ihm erzeugten Farbstoff. Durch häufiges Verbandwechseln, durch Bäderbehandlung oder durch Einstauben der Wunde mit Salolpulver kann er aus einer von ihm befallenen Wunde wieder entfernt werden.

Die infizierte Wunde.

Selbst kleine, unscheinbare Wunden können manchmal trotz sachgemäßer Versorgung durch Infektion zu schwersten Krankheitsfolgen Anlaß geben. Neben Schwellung, Rötung und starker Schmerzhaftigkeit ist eines der wichtigsten Symptome der Infektion die Lymphstrangentzündung. Diese ist durch rote Streifen an der Innenseite der oberen und unteren Extremitäten bis zu den schmerzhaften und geschwollenen Achseln- oder Leistendrüsen gekennzeichnet, falls die infizierte Wunde sich an einer Extremität befindet. Alle solchen Fälle müssen sofort ärztlicher Behandlung zugeführt werden. Auch von kleinsten Wunden kann in einigen Tagen oft eine tödliche Infektion ausgehen. Dies zu wissen ist deshalb so wichtig, damit bei der ersten Hilfe nicht nur der Notverband angelegt, sondern der Verletzte, falls er sich nicht sofort in ärztliche Kontrolle begeben kann, auf die Möglichkeit der vielleicht eintretenden Infektion aufmerksam gemacht und ihm eingeschärft wird, bei auftretenden Schmerzen, Bildung roter Streifen und Drüsenschwellungen sofort ärztlichen Rat einzuholen, um nicht kostbare Stunden zu versäumen.

Die Blutvergiftung (Sepsis).

Bei Infektionen kann es zum Einbrechen von Keimen oder ihrer Giftstoffe in die Blutbahn kommen. Eine solche Blutvergiftung nimmt manchmal sehr raschen Verlauf, in einigen Stunden zum Tode führend, manchmal hält sie Wochen und Monate an, bevor sie sich entweder zum Guten oder zum Bösen wendet. Als Ursachen können Furunkel, Zahngranulome, Hals- und Mittelohrentzündungen, die nicht genügend beachtet werden, in Frage kommen, sowie Entzündungen der harnleitenden Organe, Entzündungen des weiblichen Genitalapparates oder selbst die kleinste unscheinbarste Wunde, die infiziert wurde. Man beobachtet beim Kreisen von Bakterien im Blute zuweilen Abszeßbildungen in der Haut, in der Muskulatur und in den Organen. Auf diesen Umstand wird die Pflegeschwester deshalb aufmerksam gemacht, weil bei sehr schwer septischen Patienten solche Abszesse ohne länger dauernde Entzündung oft unbemerkt auftreten, eine geringe Schwellung oder einen geringen Schmerz verursachend, der häufig nur zufällig bemerkt wird (z. B. beim Umbetten des Patienten). Es ist zu beachten, daß solche Patienten häufig von Schüttelfrösten heimgesucht werden, und in diesen Fällen sind warme, trockene Packungen, warme Bettdecken zu geben und eventuell heiße Flüssigkeiten, falls es der Zustand erlaubt, sofort zu verabreichen. Bei der Blutvergiftung werden auch plötzliche Blutungen unter die Haut oder plötzliche Darmblutungen beobachtet und müssen sofort dem Arzte gemeldet werden. Bei Blutvergiftungen ist eine entsprechende Ernährung und gute Wartung oft ausschlaggebend. Es ist sehr wichtig, diese Kranken, die häufig von Durst gequält werden, reichlich Alkohol trinken zu lassen, weil dieser für den Heilungsverlauf von Nutzen ist. Diesbezügliche Vorschriften werden vom betreffenden Arzte gegeben. Außerdem ist für gute Stuhlentleerung zu sorgen und zu beobachten, ob septische Durchfälle auftreten.

Der Gasbrand.

Eine ganz schwere Entzündung, die häufig das Leben der Patienten bedroht, ist der Gasbrand. Er wird durch Bazillen, welche sich nur bei Abwesenheit von Sauerstoff entwickeln können, hervorgerufen und führt zu rascher Zerstörung des Gewebes unter Gasentwicklung. Schwere Unfälle, namentlich Zertrümmerungen, Schußverletzungen, Schrotschüsse und Pfählungen, Kot- und Harnphlegmonen können dieses Krankheitsbild auslösen. Typisch ist bei diesen Patienten das Klagen über zu engen Verband, weil durch die Gasentwicklung unter der Haut ein Spannungsgefühl entsteht, das fälschlicherweise auf einen zu engen Verband bezogen wird. Auch die Pflegeschwester muß wissen, daß ein Knistern unter der Haut und ein Luftkissengefühl bei Verletzungen Gasbildung bedeuten kann und muß sofort dem Arzte Mitteilung machen, weil in einigen Stunden der Krankheitsverlauf schon so weit fortgeschritten sein könnte, daß an eine Rettung des Kranken nicht mehr zu denken wäre. Beim Verbinden ist es wichtig zu wissen, daß diese Wunden schwärzlich und stinkend sind, die Muskulatur wie gekocht aussieht und eine jauchige Flüssigkeit ausfließen kann. Die Verbände sind, wenn möglich, mit durch Gummihandschuhe geschützter Hand auszuführen, wobei tunlichst Instrumente zu verwenden sind. Der Verbandstoff ist sofort mit Desinfektionsmitteln zu übergießen, eventuell der Desinfektionsanstalt in geschlossenen Blechbehältern zuzuweisen, am besten jedoch zu verbrennen.

Der Furunkel.

Der Furunkel ist die Entzündung des Haarbalges oder einer Talgdrüse. Ein Zusammenfließen mehrerer solcher Entzündungsherde wird Karbunkel genannt. Diese Erkrankungen sind bei Zuckerkranken besonders gefährlich. Die Lieblingsstellen solcher Furunkel sind Gesicht, Hals, Nacken und Rükken. Am Halse werden sie durch das ständige Reiben der Kragen hervorgerufen, ein typisches Beispiel dafür, daß Bakterien in die Haut hineingerieben werden können und dann Entzündungen und Eiterungen verursachen. Besonders gefährlich ist der Gesichtskarbunkel, der sogar in schweren Fällen ein Sprechverbot notwendig macht, wobei die Patienten oft einige Tage mit flüssiger Kost ernährt werden müssen, um eine möglichste Ruhigstellung der entzündeten Gewebeteile zu erreichen.

Es ist ein wichtiger Grundsatz, der vor allem heilkundigen Laien eingeprägt werden muß, daß das Ausdrücken solcher Entzündungsherde ein grober Fehler ist, der eine Blutvergiftung zur Folge haben kann. Es kann nicht genug davor gewarnt werden.

Die Mastitis.

Bei stillenden Frauen kann entweder durch Infektion der Milchwege oder durch ganz kleine Ritzer an der Brustwarze eine Entzündung der Brustdrüse auftreten. Diese ist sehr schmerzhaft, führt sogar oft zur eiterigen Einschmelzung (Abszeßbildung), welche eine Eröffnung (Inzision) nötig macht. Manchmal gelingt es auch, durch warme Umschläge und ein Absaugen der Milch mit der Saugglocke der Entzündung Herr zu werden. Auch falls schon inzidiert wurde, leistet die Saugglocke zum Absaugen des Eiters gute Dienste, ebenso wie bei manchen anderen Eiterungen (Furunkeln). Das Ansaugen mit der Saugglocke wird in der Weise durchgeführt, daß eine am Rande eingefettete Glasglocke, mit einem Gummiballon versehen, nach vorhergehendem Ausdrücken des Ballons auf den entsprechenden entzündeten Bezirk aufgesetzt, oder eine große Glasglocke über die ganze Brust gestülpt und mit einer Saugpumpe in dieser Glasglocke ein Unterdruck erzeugt wird. Die

Folge ist eine vermehrte Durchblutung dieser Gewebeteile und eventuell bei bestehender Inzision ein Absaugen von Entzündungsprodukten. Diese Handlungen dürfen nur über Auftrag des Arztes vorgenommen werden.

Der Rotlauf.

Der Rotlauf ist eine schwere Hautinfektion. Er entsteht durch Infektion, einer Verletzung der Haut, einer Schrunde im Gesicht, auf der behaarten Kopfhaut oder im Bereiche der Schleimhaut, namentlich bei Eiterungen und Fisteln, und ist eine Kettenkokkenkrankheit der Haut. Der Rotlauf kann als flammige, schmerzhafte, wallartig erhabene Rötung auf die Haut allein beschränkt sein, oder er kann auch mit einer eiterigen schweren, tiefgreifenden Entzündung einhergehen. Im Krankendienste ist vor allem diese Möglichkeit im Auge zu behalten und gewissenhafteste Asepsis auch bei schon infizierten Wunden zu beachten. Diese schwere Erkrankung, die mit Schüttelfrost und hohem Fieber einhergeht, ist leicht übertragbar und erfordert daher größte Reinlichkeit als Schutz für die anderen Patienten und für das Pflegepersonal selbst. Beim Rotlauf ist ein Übergreifen von einer Körperstelle auf die andere möglich; er wird, abgesehen von örtlichen Umschlägen, mit Serum behandelt.

Der Schweine-Rotlauf

ist eine viel harmlosere Erkrankung, welche bei fleischverarbeitenden Berufen, also Fleischhauern, Köchinnen und Hausfrauen als blaurote Schwellung mit Brennen und Jucken an den Fingern beobachtet wird, die wochenlanges Bestehen zeigt. Er wird durch ein entsprechendes Serum mit Erfolg behandelt.

Die Knochenentzündung (Osteomyelitis).

Verletzungen der Knochen selbst, beispielsweise ein offener Knochenbruch, bei welchem also der Knochen in der Wunde freiliegt, Entzündungen im Körper, z. B. Furunkel, Halsentzündungen, namentlich Mandelentzündungen (septische Anginen), können eine schwere Infektion eines Knochens verursachen. Es tritt manchmal auch als Komplikation bei Typhuskranken eine Knochenentzündung auf. Infolge dieser Eiterung im Knochenmark und unter der Knochenhaut stirbt ein Teil des Knochens ab. Man nennt diese Knochenteile, die entfernt werden müssen, Sequester. Wenn sie nicht entfernt werden, so bilden sich bei einer chronischen Knochenentzündung lange dauernde Fisteln, die sich nicht schließen, bevor nicht der Sequester entfernt wurde.

Die Knochenentzündung wird vor allem bei Jugendlichen beobachtet, weil in dieser Zeit des Wachstums der Knochen infolge der starken Durchblutung die Ansiedlung von Bakterien leichter erfolgt. Es ist für den heilkundigen Laien wichtig zu wissen, daß die ärmeren Bevölkerungsklassen eine höhere Zahl von Knochenentzündungsfällen aufweisen, was wohl auf das zum Teil Unbeaufsichtigtsein der Kinder, zum Teil auf das Herumlaufen ohne Schuhwerk zurückzuführen ist. Manchmal ist eine solche Knochenentzündung nur der Ausdruck einer schweren allgemeinen Blutvergiftung, und es gibt Fälle von Knochenentzündungen, die in einigen Tage zugrunde gehen.

In der Spitalspflege sind akute Knochenentzündungsfälle mit besonderer Sorgfalt zu betreuen, weil diese Krankheit, die meist die unteren Extremitäten befällt, außerordentlich schmerzhaft ist und, abgesehen von allen Zeichen schwerer Entzündung, das Umbetten und alle Wartungsmaßnahmen beim Kranken Schmerzen hervorrufen können. Außerdem kommt es vor, daß in Fällen schwerer Knochenentzündungen, bei mangelhafter Schienung, der Knochen, der ohnehin oft in großem Ausmaße zerstört ist, abbricht. Häufig greift die Entzündung auf ein Gelenk über und führt später zur Versteifung desselben. Bei der Pflege ist darauf zu sehen, daß die erkrankten Extremitäten immer so gehoben werden, daß man ober- und unterhalb des Krankheitsherdes anfaßt, wobei ein leichter Zug ausgeübt wird. Das Überheben ist bei diesen Kranken von besonderer Wichtigkeit. Häufig werden sie der Wasserbettbehandlung unterworfen.

Auch schwere Entzündungen der Gelenke, welche man entweder durch Spülung oder Eröffnung der Gelenke und Drainage derselben behandelt, können ebenfalls der Wasserbettbehandlung zugeführt werden. Bei starken Schmerzen wird bei Knochenentzündungen oder bei Gelenkentzündungen ein Gipsverband, bzw. ein Brückengips angelegt.

Die Halsentzündung.

Die Halsentzündung (Angina) kommt durch eine Infektion im Bereiche der Gaumen- oder Rachenmandeln zustande. Es ist für die Pflegerin einer chirurgischen Station sehr wichtig zu wissen, daß dieses Leiden ansteckend ist und daß man solche

Kranke vorübergehend isolieren muß. Wenn in einem Krankenzimmer ein Fall von Angina liegt, ist es ratsam, auch die in der Nähe liegenden Patienten mit antiseptischen Flüssigkeiten gurgeln zu lassen oder Formaminttabletten oder Panflavintabletten zur Antisepsis der Mundhöhle zu geben. Auch die Angina kann, wie alle Entzündungen des Rachens, zu schweren Komplikationen führen, und es ist notwendig, auch dem Laien über die Komplikationsmöglichkeit Aufschluß zu geben und eine solche Erkrankung ernst zu nehmen. Die Folgen sind manchmal eine Nierenentzündung, eine Entzündung anderer Organe, die sich bis zur Blutvergiftung steigern kann.

Der Milzbrand.

Beim Weidevieh wird manchmal Milzbrandinfektion beobachtet. Sie wird durch den Milzbrandbazillus hervorgerufen, welcher auf Weideplätzen vorkommt und Teile der Herden infizieren kann. Es werden drei große Gruppen von Milzbrandinfektionen unterschieden: der Lungenmilzbrand, der Darmmilzbrand und der Hautmilzbrand. Der Lungen- und Darmmilzbrand sind schwere, meist tödlich verlaufende Erkrankungen, welche namentlich bei Hadernsammlern, Fellhändlern, Viehhändlern beobachtet werden. Auch durch Genuß infizierten Fleisches oder infizierter Milch ist eine Milzbrandinfektion möglich.

Chirurgisch wichtig ist vor allem der Hautmilzbrand, welcher bei den vorhin genannten Berufen vor allem im Bereiche der Hände und Vorderarme beobachtet wird. Der Verlauf des Hautmilzbrandes ist durch den Milzbrandkarbunkel gekennzeichnet. Es bildet sich zuerst eine Rötung, dann in der Mitte ein Bläschen, welches zuerst blau-blutig, dann eitrig wird; man spricht dann von der bösartigen Pustel (Pustula maligna). Hernach stirbt das Zentrum ab; es bildet sich der Milzbrandkarbunkel. Die Behandlung besteht meist in Serum- und Salvarsangaben und manchmal in der gänzlichen Ausschneidung des Karbunkels, doch gehen viele Patienten trotz richtiger Maßnahmen zugrunde. Das Wesentliche für die Pflege und das Pflegepersonal ist die Erkenntnis, daß der Milzbrand eine hochinfektiöse Erkrankung ist. Falls chirurgische Maßnahmen getroffen werden müssen, ist das Verbandzeug sofort zu verbrennen, die Kranken nur mit Gummihandschuhen zu verbinden und für ihre Isolierung Sorge zu tragen. Dies muß vor allem schon im Hinblick auf die Möglichkeit einer neuerlichen Übertragung der Milzbranderkrankung geschehen.

Die Maul- und Klauenseuche.

Diese Erkrankung kommt hauptsächlich bei Tieren, vor allem bei Rindern, Schafen und Schweinen, vor, und äußert sich durch Bläschen- und Geschwürsbildung im Maule und zwischen den Klauen. Wenn ein Mensch mit solcher Erkrankung infiziert wird, so kommt es ebenfalls zur Aftenbildung im Munde, eventuell zur Erkrankung an einem Magendarmkatarrh. Für heilkundige Personen ist es notwendig zu wissen, daß für die Maul- und Klauenseuche Anzeigepflicht besteht und daß diese Seuche vom Tiere auf den Menschen übertragbar ist, namentlich durch den Genuß ungekochter Milch, Butter und Schlagsahne zur Zeit von Epidemien.

Die Wutkrankheit.

Durch den Biß wutkranker Tiere, meist von Hunden, jedoch auch von Katzen, Ratten, Pferden u. a. kann diese Erkrankung auf den Menschen übertragen werden. Wichtig ist zu wissen, daß der Ausbruch dieser Erkrankung meistens erst in einigen Wochen oder Monaten nach der Infektion zu erwarten ist und entsprechende Maßnahmen getroffen werden können. Für den Sanitätsdienst ist es vor allem wesentlich, daß solche Krankheitsfälle unbedingt anzeigepflichtig sind. Außerdem muß das betreffende Tier entweder beobachtet oder sogar zur Untersuchung gebracht und — wenn es sich als krank erweist — vertilgt werden. Bei wirklich wutverdächtigen Fällen muß im Pasteur-Institut in Wien eine Schutzimpfung durchgeführt werden. Dazu sind die entsprechenden Schritte bei den Sanitätsbehörden einzuleiten.

Der Wundstarrkrampf.

Der Wundstarrkrampf wird durch einen sporenbildenden Bazillus hervorgerufen. Dieser Tetanusbazillus kommt auf Holzsplittern, in feuchter Erde und im Pferdemist vor. Da er die Fähigkeit hat, sich in Dauerformen (Sporen) umzuwandeln, kann er sich jahrelang auf einem alten Holzsplitter unverändert erhalten und noch nach einer Reihe von Jahren eine Infektion bewirken.

Es gibt einen Starrkrampf der Neugeborenen und der Wöchnerinnen nach Geburten, der durch unreinliche Handhabungen bei der Abnabelung oder bei der Geburt verursacht werden kann. In abgeheilten Wunden kann der Wundstarrkrampfbazillus sich auch entwickeln. Ein schon einmal überstandener Starrkrampf schützt nicht vor einer neuen Infektion. Das wesentlichste und früheste Symptom ist die Mundsperre bei krampfhaft gespannten Kaumuskeln, welches sofort Anlaß zu ärztlichem Eingreifen geben muß. Für die Pflege ist es sehr wichtig, daß diese Kranken eine Versteifung der Gesamtmuskulatur des Stammes bekommen, daß Krämpfe auftreten und bei diesen der Tod durch Atemlähmung hervorgerufen werden kann. Wichtig ist, daß Erschütterungen, Licht und Geräusche Krämpfe auslösen können, welche zu Verschlechterungen Anlaß geben. Aus diesem Grunde soll jeder äußere Reiz bei der Pflege strenge vermieden werden. Zu erwähnen ist ferner die schwierige Ernährung dieser Kranken, die häufig nicht mit der Schnabeltasse allein durchgeführt werden kann, sondern oft mit einem durch die Nase in den Magen eingeführten Schlauch bewerkstelligt wird. Um bei der horizontalen Lage des Kranken eine Anschoppung im Bereiche der Lungen zu vermeiden, muß das Kopfende des Bettes etwas erhöht werden. Die vom Arzte häufig vorgeschriebene Beruhigungsbehandlung mit mehrfachen Chloralhydrat- und Magnesiumsulfatgaben muß bei genauer Beobachtung der Patienten erfolgen. Da bei diesen Kranken solche Mittel, wie Magnesiumsulfat- oder Chloralhydrat, durch den Mastdarm gegeben werden, muß man vor allem auf geregelte Stuhlentleerung achten und für die schonende Einverleibung dieser Mittel auch die entsprechenden Maßnahmen treffen.

Durch die rektale Verabfolgung von Medikamenten ist der Mastdarm häufig gereizt; es wird dies durch Einfließenlassen schleimiger Mittel, beispielsweise einer Abkochung von Salep oder einer einfachen Schleimsuppe, am besten behandelt.

Die Diphtherie.

Diese Erkrankung wird durch den Diphtheriebazillus hervorgerufen und kann als Wunddiphtherie oder als Schleimhautdiphtherie auftreten. Die Wunddiphtherie ist durch schmierige Beläge gekennzeichnet, welche festhaften und beim Abziehen bluten. Sie kommt bei Tracheotomiewunden bei der Schleimhautdiphtherie vor, sie kann aber auch auf anderen Wunden gesehen werden. Die Schleimhautdiphtherie kann in der Nase, im Kehlkopf oder in der Luftröhre sich ausbreiten und ist als Diphtherie gegenüber der Halsentzündung mit ihren Belägen, welche oft auf den Gaumen und das Zäpfchen übergreifen, gekennzeichnet. Für die Pflege ist vor allem der Umstand wichtig, daß bei Wunddiphtherie sofort die entsprechenden Maßnahmen mit Serumgaben ergriffen werden müssen, das Verbandmaterial desinfiziert, das kranke Kind isoliert werden muß. Bei allen Diphtherien ist für die Chirurgie in erster Linie die Toxinwirkung wichtig, weil wir Lähmungen beobachten, die sich jedoch in den meisten Fällen rückbilden. Gefährlich ist die bei Rekonvaleszenten oft auftretende Herzlähmung, die den unmittelbaren Tod eines solchen Kranken zur Folge haben kann. Für die Pflegeschwester ist dies ein wichtiger Hinweis, auf rekonvaleszente Kinder besonders zu achten.

Die Serumkrankheit.

Wenn einem Tiere oder einem Menschen mehrmals eine Eiweißlösung eingespritzt wird, so kann sich eine Überempfindlichkeit gegen eine solche Eiweißeinführung zeigen, und man spricht in einem solchen Falle von Anaphylaxie. Bei den heutigen vielen Unfällen, aber auch bei verschiedenen Krankheiten wird zur Vorsorge oder zur Behandlung Serum oft in größeren Mengen verabreicht. Es ist notwendig, daß eine Pflegeschwester über die Wirkungen, über die Art der Verabreichung und über die Folgen von Serumeinspritzungen unterrichtet ist. Der Zweck einer solchen Serumgabe ist die Zuführung von Abwehrstoffen gegen gewisse Krankheitserreger. Diese Gegenstoffe werden durch Vorbehandlung von Tieren mit Krankheitserregern erzeugt; sie sind im Blute dieses Tieres, aus welchem dann das Heil- oder Antiserum gewonnen wird, vorhanden.

Art der Verabreichung: Serum kann unter die Haut, in die Muskulatur oder in die Vene, ohne örtlichen Schaden zu verursachen, gespritzt werden. Am häufigsten wird es unter die Haut gespritzt. Eine normale Serumgabe wird von den meisten Menschen überhaupt ohne Folgen vertragen. Bei mehrmaliger Einspritzung besteht die Möglichkeit einer Serumkrankheit. Es ist von Bedeutung zu wissen, daß die Sera nur eine gewisse Zeit heilkräftig sind, also eine beschränkte Laufzeit haben. Diese ist bei Seren auf den Packungen durch Angabe des Datums immer vermerkt.

Wundstarrkrampfserum kommt zur Injektion auch mit nadelarmierten gebrauchsfertigen Ampullen unter dem Namen „Behring-Serüle" in den Handel.

Man kann die sogenannte Desensibilisierung durchführen. Sie besteht in der Einspritzung von vorerst $1/_2$—1 ccm Serum; in einem Abstand von 10—15 Minuten wird die Gesamtserummenge von 10, 20 oder mehreren Kubikzentimetern nachgespritzt. Auf diese Weise wird eine Art Unempfindlichkeitsstadium erzeugt. Bei ausgebrochener Serumkrankheit, welche sich durch hohes Fieber, Nesselausschlag, Lid- und Gelenkschwellungen kennzeichnet, ist Abreiben mit Alkohol und Einpudern zur Vermeidung des Juckreizes notwendig. Die entsprechenden Kalkgaben oder Anordnungen werden vom Arzte getroffen. Bei älteren Leuten muß man mit großer Sorgfalt die Pflege durchführen, weil die Gefahr einer Herzschwäche bei der Serumkrankheit besteht. Während ein eventueller anaphylaktischer Shock sofort nach der Injektion eintritt, tritt die Serumkrankheit oft erst nach einigen Tagen auf.

Die Strahlenpilz-Erkrankung.

Der Strahlenpilz lebt auf Gräsern und Halmen, vor allem aber auf dem Getreide. Dringt er in eine offene Wunde, besonders aber durch ungepflegte Zähne in den Körper ein, so ruft er dauernd fortschreitende Entzündungen hervor. Der Lieblingsort der Strahlenpilzerkrankung (= Aktinomykose) ist der Unterkieferwinkel, meist durch Infektion von den Zähnen ausgehend, seltener durch Infektion von den Rachenmandeln aus. Im Bereiche des Unterkiefers bilden sich große harte Geschwülste, welche mit der Zeit erweichen. An ihrer Stelle entstehen eine oder mehrere Fisteln, aus denen ein ganz eigentümlicher, dünnflüssiger, bröckeliger Eiter herausquillt und der, auch für den Laien manchmal kenntlich, zusammengeballte Strahlenpilzkörner enthält; diese werden Drüsen genannt. Wird dieser Eiter zwischen zwei Gläser gepreßt, so kann man diese Drüsen sehen. Auch im Bereiche der Lungen und des Darms, vor allem des Dickdarms, und in der Blinddarmgegend finden wir solche Erkrankungsherde. Die Haut selbst wird im allgemeinen selten befallen. Es sei betont, daß wir es hier mit infektiösem Eiter zu tun haben und daß das Verbandmaterial der Sterilisation unterworfen werden muß.

Der Hundewurm.

Ein kleiner, einige Millimeter langer Bandwurm, welcher beim Hunde vorkommt, heißt Taenia Echinococcus. Durch Umgang mit Hunden, und zwar durch Schmeicheln mit solchen Tieren, wird die Finne übertragen. Im menschlichen Darmtrakt entwickeln sich dann diese Finnen und gelangen dann auf dem Blutwege an irgendeine Stelle des menschlichen Körpers, meist in die Leber. Dort, aber auch in jedem anderen

Organ, können große Blasen entstehen, die zu Erkrankungen Anlaß geben. Für die Pflege ist es wesentlich zu wissen, daß ein solcher Blaseninhalt unbedingt, falls er gewonnen wird, zur Untersuchung aufbewahrt werden muß, wie jedes andere Sekret, denn man findet darin Köpfchen und Haken des Bandwurmes und ist in der Lage, die Diagnose zu stellen, ob und um welchen Parasiten es sich handelt. Weiters ist es sehr wesentlich zu wissen, daß in gewissen Gegenden, wie beispielsweise in Tirol, der Echinokokkus häufig ist und ein enges Zusammenleben der Menschen mit dem Hunde zu Erkrankungen an Echinokokken führt.

Die Syphilis in der Chirurgie.

Die Erkrankung an Syphilis (Lues) wird durch ein kleines, schraubenförmiges Wesen hervorgerufen, Spirochäten genannt. Die Übertragung erfolgt in den meisten Fällen durch den Geschlechtsverkehr, in viel selteneren Fällen auf anderem Wege. Verletzungen bei der Pflege und Berührungen mit einem Primäraffekt oder einem Gumma können natürlich auch zur Übertragung führen. Diese Kenntnis muß der Heilgehilfe haben, um sich, beispielsweise bei offenen Händen oder auch nur allerkleinsten Ritzern an denselben, vor einer solchen Erkrankung zu schützen.

Die drei Stadien der Lues sind: der Primäraffekt, ein wenig schmerzhaftes Geschwür, welches hauptsächlich am Genitale, in selteneren Fällen im Bereiche der Zunge oder irgendeiner anderen Körperstelle beobachtet wird, mit derben, schmerzlosen, stark geschwollenen örtlichen Lymphdrüsen. Das zweite Stadium, die Verallgemeinerung der Erkrankung, ist vor allem in ihren Haut- und Schleimhautausbrüchen wichtig, weil die syphilitische Angina und die syphilitischen Papeln, welche meist am After oder an der Stirnhaargrenze sitzen, infektiös sind. Das dritte Stadium nennt man die Gummabildung, d. h. es bildet sich eine Geschwulst, die im weiteren Verlauf geschwürig zerfällt und zu mannigfaltigen Infektionen Anlaß gibt. Der Name Gumma kommt von der zähen, gummiartig klebrigen Flüssigkeit, den diese Geschwülste ausscheiden.

Auch die Nervenlues führt zu chirurgisch wichtigen Komplikationen, sie ist eine Erscheinungsform des dritten Stadiums, ihre Behandlung bleibt jedoch ausschließlich der ärztlichen Kunst vorbehalten. Auf einen Umstand soll jedoch die Pflegerin noch hingewiesen werden. Bei einer Reihe von Erkrankungen ist zur Diagnosestellung die Anstellung einer Serumreaktion, ob Lues vorhanden ist oder nicht, notwendig. Die rasche Vorbereitung der zur Durchführung dieser angeordneten Reaktionen nötigen Blutentnahme aus einer Vene und möglichst rasche Mitteilung oder Ermittlung der Befunde ist wichtig, weil auf diese Weise ein tagelanger, nutzloser Aufenthalt eines Patienten im Spital verkürzt werden kann.

Die Tuberkulose.

Sie wird durch den Tuberkelbazillus hervorgerufen und ist entweder durch die Einatmung von Stäubchen oder Tröpfchen in der Luft, die mit Tuberkelbazillen beladen sind, übertragbar, in ganz seltenen Fällen auch durch den Genuß keimhaltiger Nahrung; vor allem in der rohen Milch, die von einer tuberkulösen Kuh stammt, kommen solche Bazillen vor. Wir beobachten die Tuberkulose nicht nur beim Menschen, sondern vor allem auch beim Rinde (unter dem Namen Perlsucht), beim Affen, bei Papageien und Hühnern. Im Bereiche der Hautdecken ist ebenfalls eine tuberkulöse Erkrankung möglich, und zwar finden wir diese vornehmlich bei Leichendienern, welche häufig an den Streckseiten der Finger ein sogenanntes Tuberkulid bekommen.

Chirurgisch wichtig ist vor allem die Tuberkulose jener Organe, bei welchen infolge der tuberkulösen Eiterung entsprechende Eingriffe notwendig werden. Der tuberkulöse Eiter ist meist wenig infektiös, die Tuberkelbazillen sind nicht in großer Zahl darin vorhanden, ja sogar oft selten nachweisbar. Er ist dünnflüssig, grünlich, manchmal mit kleinen Bröckelchen untermischt.

Die Entleerung (Punktion) dieser tuberkulösen, sogenannten *kalten* Abszesse (im Gegensatz zu den *heißen*, welche gerötet erscheinen, sich heiß anfühlen und von Eitererregern verursacht werden) muß unter streng aseptischen Maßnahmen geschehen. Es ist daher auf strengste Durchführung der Asepsis zu achten. In manchen Fällen wird in solche Abszesse, nachdem sie entleert wurden, Jodoformglyzerin eingespritzt. Dieses muß vor dem Gebrauche gut durchgeschüttelt werden, um eine gleichmäßige Mischung zu erhalten.

Die chirurgische Behandlung der Tuberkulose. Die chirurgische Behandlung der Lungentuberkulose besteht in operativen Maßnahmen, welche die Weite des Brustkorbes, bzw. die Ausdehnungsmöglichkeit der Lungen entsprechend einschränken. Besonders wichtig ist es, den Zustand des Patienten vor und nach der Operation festzuhalten und zu vergleichen, um dem Operateur über den Erfolg, bzw. Mißerfolg Aufklärung zu geben. Das Pflegepersonal hat die Aufgabe, die Sputummengen genauestens zu messen, um wirklich brauchbare Vergleichszahlen zu erzielen; diese müssen täglich tabellarisch registriert werden. Im Gegensatze zur Vorbereitung für Bauchoperationen sollen Tuberkulosekranke nicht allzusehr fasten. Auch nach der Operation muß man auf eine entsprechende Ernährung bedacht sein, da nicht selten gerade diese Menschen sehr leicht zu Erbrechen und Brechreiz neigen. Alkohol darf nur nach Anordnung des Arztes verabreicht werden. Postoperativ ist für die Pflegerin vor allem wichtig zu wissen, daß der Patient reichlich aushusten soll und daß zu diesem Zwecke große Mengen Pantopon nötig sind, um die Schmerzen zu dämpfen und das Aushusten zu erleichtern. Besonders zu beachten ist bei der Pflege, daß jede Zugluft vermieden wird, um eine weitere Lungenkomplikation zu vermeiden. Unmittelbar nach der Operation sind hohe Temperaturanstiege gar nicht selten. Sie sind genau nach den Anordnungen des Arztes zu behandeln. Beim Verbinden muß besonders strenge Asepsis eingehalten werden, weil gerade die Wunden Tuberkulöser oft eine sehr schlechte Heilungstendenz zeigen. Eine weitere noch hinzutretende Infektion kann die Aussichten auf Heilung ganz wesentlich verschlechtern.

Die Thorakoplastik. Die großen Einengungsoperationen der Lungen erfordern typische Verbände. Vor allem muß immer geachtet werden, daß die Kompressionsverbände des Thorax auch als solche erhalten bleiben. Eine etwaige Lockerung dieser Verbände ist sofort dem Arzte zu melden, weil von der Nachbehandlung gerade in dieser Hinsicht teilweise der Heilerfolg abhängt. — Auf die Reizbarkeit und Empfindsamkeit solcher Kranken sei noch ganz besonders hingewiesen, weil es wichtig ist, gerade diese Menschen seelisch nach der Operation im Gleichgewichte zu erhalten.

Die Knochen- und Gelenktuberkulose. Diese Erkrankung tritt in ganz verschiedenen Formen auf, von der einfachen Schwellung angefangen bis zum schweren, eiternden und fistelnden Prozeß. Wenn es auch Tuberkulosen gibt, die mit recht geringen Schmerzen verlaufen, so kann man auch Fälle beobachten, welche starke Schmerzen bei raschem Zerfall und Verlauf aufweisen. Das Wesentliche für die Pflege solcher tuberkulösen Kranken ist die Kenntnis der Behandlungsmaßnahmen. Erkrankte Extremitäten müssen durch gut gepolsterte Schienen, durch Manschetten- oder Heftpflasterextension ruhiggestellt werden, wobei ebenfalls besonders auf die Gefahr des Wundliegens und gute Polsterung geachtet werden muß. Bei Gipsverbänden, welche monatelang getragen werden müssen, auch beim Umbetten muß auf entsprechend richtige Lagerung gesehen und auf ein eventuell bestehendes Wundliegen Bedacht genommen werden. Bei operierten Fällen obliegt es ja meist dem Arzte, die entsprechenden Verbände nach der Operation anzulegen.

Ein besonders wichtiges Verfahren ist die BIERsche Stauung, welche gerade bei tuberkulös Erkrankten ausgezeichnete Erfolge bringt.

Eine weitere wichtige Behandlung der Tuberkulose liegt in der Ernährung. Außer mit reichlicher Kost sind solche Kranke noch mit Gemüse, Obst und Milch zu versorgen, weil diese Nahrungsmittel Kalk und Vitamine enthalten. Die medikamentöse Behandlung wird nach den Vorschriften des Arztes durchgeführt. Zu Beginn einer Lebertranbehandlung ist der Kranke zu beobachten, ob er wirklich dieses Medikament verträgt. Es gibt nämlich eine Reihe von Kranken, besonders Kinder, die den reichlichen Ölgenuß absolut verabscheuen und dadurch appetitlos werden. Es ist Sache der geschulten Pflegerin, dem Arzte sofort darüber Mitteilung zu machen.

Tuberkulinkuren und Tuberkulinproben werden in großen Instituten oft serienweise durchgeführt. Sollte es einmal vorkommen, daß eine Pflegeperson die Verdünnungsreihen selbst herstellen muß, so ist äußerste Gewissenhaftigkeit am Platze, weil eine andere Verdünnungsmenge als die gewünschte dem Kranken schweren Schaden zufügen kann.

Die tuberkulöse Wirbelsäulenerkrankung. Die Erkrankung der Wirbelsäule, welche sich unter mannigfaltigen Symptomen zeigt, ist für die Pflege in einigen Äußerungen der Krankheit besonders wichtig. Bei Kindern findet man im Bereiche der Wirbelsäule eine hochgradige Schmerzhaftigkeit, so daß sie sich nur mit steifer, fast gerader Wirbelsäule bücken und nur mit Mühe sich wieder erheben können. Die Kranken stützen ihren Kopf, wenn sie bettlägerig sind, mit beiden Händen oder halten ihre Wirbelsäule mit aufgestützten Ellbogen aufrecht. Diese Symptome sind für das Pflegepersonal ein Hinweis, diese Patienten mit besonderer Sorgfalt und Zartheit beim Aufsetzen oder Umbetten zu behandeln. Man kann auch bei diesen tuberkulösen Erkrankungen Lähmungen der Beine beobachten, die im Verlaufe eines Jahres verschwinden. Diese Erkrankungen erfordern sorgfältige Massage, Bewegung und Faradisation der

Extremitäten, um dem Muskelschwund und der Gelenkversteifung vorzubeugen. Es ist für die Pflegerin auch notwendig zu wissen, daß durch die Behandlung Aussicht auf Heilung besteht.

Durch schlechte Lagerung der Kranken kann die bestehende Wirbelsäulenkrümmung noch verschlimmert werden.

Die Geschwülste.

Bei Tieren und Menschen wird oft schon in der Jugend viel häufiger aber im späteren Alter, ein aus noch unbekannten Ursachen beginnendes Geschwulstwachstum beobachtet. Der tierische und menschliche Körper besteht aus vielen kleinen Einzelteilchen, welche nur mikroskopisch sichtbar gemacht werden können, und die man Zellen nennt. Das Wachstum des Individuums geht normalerweise mit einer Zellenteilung und Zellenvermehrung einher. Diese während des ganzen Lebens stattfindenden Bildungen und Wachstumsänderungen können plötzlich an einer Stelle des Körpers zu einem schrankenlos eigenwilligen und nur dem Selbstzweck bestimmten Wachstum führen. Diesen Wachstumsexzeß nennen wir eine Geschwulst im engeren Sinne oder Neubildung. Mit dem Ausdruck Geschwulst wird oft schlechtweg und rein beschreibend eine Schwellung bezeichnet, die verschiedene Ursachen, z. B. auch entzündliche, haben kann. Die Neubildungen können gutartiger oder bösartiger Natur sein. Die gutartigen Tumoren sind nur auf ihren Mutterboden beschränkt, bestehen aus reifen Zellen dieses Gewebes, z. B. aus Muskelzellen (Myome); diese und andere gutartige Tumoren bleiben in ihrem Wachstum örtlich begrenzt und können jahrelang ohne weitere Folgen für den Körper getragen werden. Die bösartigen Tumoren bestehen aus unreifen Zellen und bilden rasch in den entsprechenden Lymph- oder Blutstromgebieten Tochtergeschwülste; das Wachstum der bösartigen Tumoren allein genügt, um bei ihrem Träger einen Zustand hervorzurufen, den der Fachmann als Kachexie (Verelendung) bezeichnet. Man versteht darunter Blutarmut, Abmagerung und Kräfteverfall.

Das plötzlich einsetzende selbständige Wachstum ist also für ein Neugebilde, dessen Zellen mehr oder weniger unreif sind, typisch. Jeder Teil und jedes Gewebe des menschlichen Körpers ist imstande, solche Geschwülste hervorzubringen, und je nach ihrer Abstammung teilt man die Geschwülste in bindegewebige und epitheliale Geschwülste ein. Die bindegewebigen gehen vom Bindegewebe aus, also z. B. von den Knochen (Osteome), Muskeln (Myome), Knorpeln (Chondrome) oder vom Bindegewebe im engeren Sinne (Fibrome). Die epithelialen Tumoren gehen von den Deckgeweben (Epithelien) aus, also von der Haut, der Schleimhaut oder der epithelialen Auskleidung, der Drüsen, und heißen demnach Epitheliome und Adenome (Drüsentumor).

Die bösartigen Bindegewebegeschwülste heißen Sarkome, die bösartigen epithelialen und adenomatösen (drüsigen) Tumoren nennt man Karzinome (Krebs). Die bösartigen Tumoren der Lymphdrüsen, die nicht von epithelialen Zellen ausgekleidet sind, gehören zu den bindegewebigen Tumoren und heißen daher Lymphosarkome. Es gibt auch Geschwülste, die aus allen Entwicklungskeimen entstehen; man nennt sie Mischgeschwülste.

Über die Entstehung der Geschwülste gibt es eine Reihe von Vorstellungen, welche zur Erklärung herangezogen wurden. Es ist bekannt, daß es gewisse Familien mit Neigung zur Geschwulstbildung gibt, und es besteht die Meinung, daß eine gewisse Anlage zur Geschwulsterkrankung vorhanden sein muß. Auch ändern sich bei zunehmendem Alter die Verhältnisse in den Geweben und das Geschwulstwachstum tritt bei entsprechender Veranlagung infolge Abnützung der Zellen ein. Es ist auch weiterhin bekannt, daß durch Bepinselung von Mäusen am Rücken mit Teer oder teerartigen Substanzen eine Krebsgeschwulst hervorgerufen werden kann. Darauf stützt sich die Meinung, daß immer wieder neugebildeter Reiz an einer Stelle des Körpers zum Geschwulstwachstum führen könne und weiters, daß chronische Entzündungen solche Bildungen begünstigen. Ein besonders für den Laien wichtiger Umstand ist die Tatsache, daß durch einen Unfall — in seltenen Fällen — ein Geschwulstwachstum ausgelöst werden kann. Ein einwandfreier Nachweis eines Zusammenhanges ist allerdings schwierig zu erbringen. Über die Frage, ob eine Infektion das Geschwulstwachstum hervorrufen könnte, sind die Meinungen geteilt, jedoch ist der derzeitige Stand der Erkenntnis der, daß eine Infektion als Ursache nicht anzunehmen ist.

Die Behandlung der Geschwülste. Die radikale und einfache Entfernung einer Geschwulst mit dem Messer ist heute noch in vielen Fällen die einzig mögliche Methode. Auch mit dem elektrischen Messer ist man imstande, mit besonderem Vorteile Tumoren bei ausgedehntem Wachstum noch zu entfernen. Eine unblutige Behandlung wird bei Haut- und manchen Genitalkrebsen durch Röntgen- und Radiumtherapie mit gutem Erfolge ausgeführt. Ein wichtiger Umstand ist die Kenntnis, daß trotz heute schon bestehender außerordentlicher Erfolge eine ganze Reihe von Krebskranken nicht zu bessern, und man bei solchen Menschen gezwungen ist, Alkaloide, das sind Morphin oder Pantopon oder andere ähnliche Präparate, zur Schmerzstillung zu verwenden. Gerade diesen Umstand muß die Pflegerin kennen, weil der oft außerordentlich unruhige, von Schmerzen gepeinigte Patient immer wieder Linderung verlangt, welche ihm auch gegeben werden muß. Diesbezüglich sind die Vorschriften des Arztes und die Höhe der Dosis besonders genau einzuhalten. Eine zu rasche Angewöhnung, bzw. eine zu rasche Steigerung der verabfolgten Alkaloidmengen führt zu einem sehr starken Verbrauch. Man muß außerdem noch wissen, daß ein plötzliches Aussetzen solcher schmerzstillender Mittel bei vielen Kranken der Anstoß zum raschen Ende sein kann.

Was soll man sich als Laie grundsätzlich über die Geschwülste merken?

1. Der Krebs tritt bei Menschen jeden Alters auf, jedoch ist im höheren Alter ein häufigeres Auftreten festzustellen.

2. Eine Ansteckung von einem Individuum auf das andere ist im allgemeinen nicht beobachtet worden. Man nehme nur das Beispiel des Pflegepersonals und der Ärzte. Es gibt aber Krebshäuser und Krebsfamilien.

3. Die Krebskrankheit ist im Beginne meist schmerzlos, häufig sind Abmagerung und vor allem eine eigentümliche fahle Blässe die ersten Zeichen.

4. Je früher ein Krebskranker zur Behandlung kommt, desto größer sind seine Aussichten auf dauernde Heilung.

5. Bei Verdacht einer Krebserkrankung ist eine möglichst eingehende Untersuchung — wenn möglich, vom entsprechenden Facharzt durchgeführt — anzustreben.

6. Eine Krebsheilung mit Salben und Medizinen ist bis heute noch nicht gelungen, und es ist daher unklug, vorläufig an solche Mittel zu glauben.

7. Vom gebildeten Laien- und Pflegepersonal soll bei solchen Kranken Vertrauen in das ärztliche Handeln erweckt und vor allem mit der häufig notwendigen Operation nicht gezögert werden.

Typische Zeichen häufiger Krebserkrankungen. Hautkrebse kommen an der ganzen Oberfläche des Körpers vor; am häufigsten finden sie sich im Gesicht, im Bereiche der Augenlider und der Nase. Ganz gefährlich sind die von Muttermalen entstandenen Geschwulstformen, die mehr sarkomatösen Charakter haben (Melanosarkome). Lippenkrebse werden sehr häufig an der Unterlippe, seltener an der Oberlippe beobachtet. Alle diese Hautkrebse können oft nur eine flache Wucherung, mit einer Kruste bedeckt, vortäuschen, oder sie können ein tiefgreifendes Geschwür verursachen. Im Bereiche des Mundes, sei es nun an der Zunge, an der Wange oder an den Mandeln, finden wir Geschwüre, welche als Ursache einen beginnenden Schleimhautkrebs aufweisen. Diese Krebsformen des Mundes müssen besonders früh ärztlich behandelt werden, weil sie sonst durch rasches Fortschreiten kaum mehr, weder operativ noch mit einer Bestrahlungsbehandlung, geheilt werden können.

Eine bei älteren Leuten auftretende Heiserkeit oder ein bei älteren Leuten auftretendes Steckenbleiben von verschluckten Speisen läßt an Kehlkopf- oder Speiseröhrenkrebs denken. In diesen Fällen ist eine fachärztliche Untersuchung, Kehlkopfspiegeln oder Speiseröhrendarstellung mit Hilfe des Röntgenverfahrens, dringend zu empfehlen.

Der Magenkrebs ist häufig durch plötzliche Magenverstimmung älterer Leute gekennzeichnet. Ein leichtes Druckgefühl, Abneigung gegen Fleischkost, Beschwerden, welche oft nicht weiter als auf 4—6 Wochen zurückgehen, machen unbedingt eine Röntgenuntersuchung durch einen gewiegten Röntgenologen notwendig.

Plötzliche Blutungen beim Stuhlabgang, Verstopfungen und Koliken, Zunahme des Bauches kennzeichnen Mastdarm- und Dickdarmkrebse. Wichtig ist bei diesen Krankheiten der oft lange Zeit bestehende gute Allgemeinzustand des Körpers, so daß bei dem oft blühend aussehenden Menschen kaum an eine Krebskrankheit gedacht wird. Auch hier ist nur mit Hilfe einer Röntgendurchleuchtung ein annähernd sicheres Ausschließen einer bösartigen Geschwulst möglich.

Bei Frauen ist das Auftreten eines Knotens in der Brust immer ein bedenkliches Anzeichen und gebietet daher dringend, sich ärztlich untersuchen zu lassen, wobei in den meisten Fällen der Knoten mindestens herausgenommen werden soll, um auch bei gutartigen Geschwülsten die **Krebsgefahr** zu bannen.

Unregelmäßige Blutungen ohne Schmerzen oder blutiger Ausfluß, besonders bei Frauen, welche ihre Regel schon verloren haben, lassen bei solchen Kranken eine ärztliche Untersuchung notwendig erscheinen. Plötzliche Blutungen, und zwar

Abgang von reichlich Blut aus der Harnblase, läßt den Verdacht einer bösartigen Geschwulst der Niere und der Harnblase bei älteren Leuten aufkommen.

An allen Organen des Körpers sowie auch im Bereiche der Knochen ist eine, anfangs schmerzlos entstehende, Geschwulst immer krebsverdächtig. Frühzeitige radikale Operation, frühzeitige Strahlenbehandlung kann vollkommene und dauernde Heilung bringen. Es ist also für den gebildeten Laien und für das Pflegepersonal wesentlich zu wissen, daß — ohne hypochondrisch zu sein — bei solchen Beobachtungen rasch ärztlicher Rat eingeholt werde. In manchen Fällen ist sogar eine vorübergehende, in regelmäßigen Abständen erfolgende ärztliche Kontrolle notwendig.

Der Gesichtskrebs. Diese Erkrankung kommt vor allem im Bereiche der Augenlider oder der Nasenflügel vor sowie auch im Bereiche der Lippen. Die kleinen flachen Hautkrebse beginnen oft nur mit einer unscheinbaren Borke und greifen langsam immer weiter. Gerade dieser Umstand soll Pflegepersonen bekannt sein, damit sie dann in ihrem Wirkungs- und Bekanntenkreise sofort die nötigen ärztlichen Untersuchungen oder Behandlungen in die Wege leiten können. In so frühen Stadien der Erkrankung sind solche Hautkrebse mit Sicherheit und dauernd zu heilen.

Das Mal.

Man unterscheidet ein Feuermal, einen Blutschwamm und ein Pigmentmal. Das Feuermal und der Blutschwamm sind Erweiterungen und Neubildungen von Gefäßen, welche bei kleinen Kindern möglichst bald entfernt werden sollen, bzw. einer chirurgischen Behandlung zugeführt werden müssen, um nicht im späteren Leben zur Entstellung, ja sogar zu bösartigem Wachstum Anlaß zu geben. Auch für das Pigmentmal gilt die gleiche Regel. Bei älteren Menschen ist die Entfernung solcher Pigmentmale eine nicht ungefährliche Angelegenheit, weil man nach solchen operativen Eingriffen ein plötzliches Aufflackern und Verschleppen solcher Pigmentzellen beobachtet, wie es eben einem bösartigen Tumor entspricht. Wegen ihrer schwarzen Farbe und ihrer bindegewebigen Abkunft heißen die bösartigen Pigmentgeschwülste Melanosarkome.

An dieser Stelle möge ein Hinweis auf das sogenannte Verschauen der Frauen während der Schwangerschaft gegeben werden. Es besteht im Volke die Meinung, daß das Ansehen gewisser Gegenstände, bzw. ein Schreck zum „Verschauen" der

Frauen führen kann und solche oben besprochene Male dadurch ausgelöst werden könnten. Es ist wichtig zu wissen, daß diese Meinung unter den Leuten besteht, ja daß sogar einige ernste Forscher sich damit beschäftigen, daß aber sichere Zusammenhänge, bzw. sichere Grundlagen für die Entstehung solcher Meinungen vorläufig nicht gegeben sind.

Das Keloid.

Nach Operationen kann trotz kunstgerechter Versorgung einer Wunde eine über das Hautniveau erhabene dunkelrote, breite und derbe Narbe zurückbleiben. Dieser Umstand ist deshalb von besonderer Bedeutung, weil heilkundige Laien dies erkennen und solche Menschen zur Behandlung weisen sollen, aber auch vor allem manchen beruhigen können, daß viele Narben, welche nicht ideal verheilt sind, deshalb noch lange nicht zu Lasten der Operationsmethode gehen.

Die Erkrankungen der Schilddrüse.

Die Vergrößerung der Schilddrüse kann durch Unter-, Überoder Fehlfunktion derselben verursacht sein. Ohne weiter auf die Lehre von den Krankheiten der Schilddrüse einzugehen, ist es für den Heilkundigen wichtig, daß solche Vergrößerungen operativ entfernt werden können.

Wenn ein solcher Patient mit vergrößerter Schilddrüse und Fehlfunktion derselben unter schweren nervösen Störungen zur Operation kommt, so ist meist eine Vorbehandlung notwendig. Sie besteht in entsprechenden Beruhigungsmitteln. Für die Pflege wichtig ist die Anlegung von Kühlschlangen im Bereiche des Herzens und vor allem im Bereiche der Schilddrüse selbst. Falls eine Jodmedikation verordnet wurde, so ist dieselbe peinlichst genau auszuführen. Es ist dies deshalb notwendig, weil Jodgaben bei Kropfkranken starke Wirkungen haben können und daher die Dosen vom Arzte bestimmt werden müssen.

Zur Vorbereitung des Patienten für die Operation wird am Abend vorher nach Reinigung und Waschung des Halses mit 70%igem Alkohol ein aseptischer Verband im Bereiche des Halses angelegt. Dieser Verband sowie der nach der Operation anzulegende wird in typischen Touren in einer Achterschlinge um den Hals, über der Brust sich kreuzend, quer rückwärts über die rücklaufenden Touren gelegt, so daß einerseits der Kopf eine leicht gebeugte Haltung nach vorn und eine Festigung erfährt, der Rücken aber frei ist. Am ersten Tage nach

Kropfoperationen kann es durch die Drainagestelle zu leichten Nachblutungen kommen, in diesem Falle ist lediglich eine Vorlage über den Verband zu geben. Bei weiblichen Kranken empfiehlt es sich, beim Verbinden vor und nach der Operation die Haare durch ein Häubchen vollkommen abgeschlossen zu halten, da es unbedingt erforderlich ist, strengste Asepsis beim Verbandwechsel walten zu lassen. Am 3., 4. oder 5. Tage werden die Patienten geföhnt. In den ersten zwei Tagen ist es sehr wichtig, die Kranken reichlich inhalieren zu lassen und sie zum Aushusten aufzufordern. Unmittelbar nach der Operation, im Laufe der ersten Stunden, ist unbedingte Ruhe zur Vermeidung gröberer Blutungen erforderlich.

Bei Basedow-Kranken ist im Verlaufe der ersten vier bis fünf Tage besondere Sorgfalt anzuwenden, weil bei solchen Patienten unvermittelt plötzlich Herzschwäche eintreten kann. Es ist also bei den ohnehin schon unruhigen Patienten zunehmende Unruhe oder auch eine von der Pflegeperson feststellbare Verschlechterung der Pulsqualitäten dem Arzte sofort zu melden. Bei eintretender Nachblutung ist ebenfalls sofort Meldung zu erstatten und auch die sofortige Weisung im Operationssaale zum Herrichten der Instrumente zu geben.

Eine wichtige Komplikation, welche nach der Operation auftreten kann, ist das Zusammenklappen der Luftröhre und eine plötzliche Erstickung. Man kann diese nur durch einen sofortigen operativen Eingriff und Eröffnung der Luftröhre mit Einlegen einer Kanüle bekämpfen. Bei solchen Patienten muß das sterile Tracheotomiebesteck die ersten Tage nach der Operation *ständig in erreichbarer Nähe liegen.*

Bei zu untersuchenden Patienten, welche vom Arzte zwecks Untersuchung zum Schlucken aufgefordert werden, ist ein Glas Wasser bereitzustellen.

Nach der Operation plötzlich auftretende Krämpfe weisen auf eine Schädigung der Nebenschilddrüse hin und müssen sofort dem Arzte gemeldet werden. Diätetisch wird bei solchen Patienten eine gemüse- und milchreiche Kost gegeben.

In seltenen Fällen kann bei der Operation ein Nerv geschädigt werden, welcher die Stimmritze entsprechend versorgt und die Klarheit der Stimme gewährleistet (Nervus recurrens). Tritt dies ein, so kann in einer Reihe von Fällen eine Besserung des Zustandes eintreten. Postoperativ ist vor allem die Inhalation, später die Faradisation (Elektrisieren) notwendig; beide Behandlungsmethoden werden vom Pflegepersonal ausgeführt.

Ursachen des plötzlichen Wachstums einer Schilddrüse.
Für die Pflegerin sind diesbezügliche Kenntnisse, vor allem bei der Blutung in die Schilddrüse notwendig, welche nach größeren Anstrengungen bei älteren Leuten manchmal beobachtet werden, infolge der plötzlichen Vergrößerung der Schilddrüse durch den Bluterguß zu Lufthunger führen und den sofortigen ärztlichen Eingriff notwendig machen können. Ein rasches Wachstum im Verlaufe einiger Tage kann durch Entzündungen, ein rasches Wachstum im Verlaufe einiger Wochen durch eine bösartige Geschwulst verursacht sein. Für krebsartige Neubildung der Schilddrüse spricht sehr häufig ein plötzlich auftretender Schmerz im Hinterkopf bei zunehmender Vergrößerung des Organs.

Die Tetanie.

Unter dieser Erkrankung versteht man eine Schädigung der Nebenschilddrüsen mit folgenden Krampfzuständen: Pfötchenstellung der Hände, Zuckungen im Bereiche der Mundwinkel, Übererregbarkeit der Nervenleitung und beim Beklopfen des Jochbogens Zuckungen im Bereiche des Mundes und der Oberlippe. Ein Umschnüren des Oberarmes ruft ebenfalls eine Zwangshaltung, „Pfötchenstellung" der Hände hervor. Nicht nur bei operativer Schädigung, sondern auch bei schweren Geburten, Infektionskrankheiten, bei Rhachitis und bei Verengerung des Magenpförtners mit längerem Verweilen der Speisereste im Magen selbst können solche Zustände ausgelöst werden. Außer Kalk und gemüsereicher Kost werden verschiedene Medikamente und Extrakte nach ärztlicher Verordnung gegeben. Die Tetanie darf nicht mit dem Tetanus (Wundstarrkrampf) verwechselt werden; denn obwohl die Krämpfe beider Erkrankungen eine gewisse Ähnlichkeit haben, ist der Tetanus eine bakterielle Erkrankung, während der Tetanie eine Stoffwechselstörung zugrunde liegt.

Die englische Krankheit.

Besonders bei unbemittelten Bevölkerungskreisen, verschlimmert durch mangelnde Licht- und Sonnenbestrahlung, schlechte Wohnungsverhältnisse und unzweckmäßige Ernährung, wird die englische Krankheit beobachtet. Bei kleinen Kindern wird vom Kinderarzt eine entsprechende Diät von Fruchtsäften und Lebertran verordnet und sonstige Verhaltungsmaßnahmen getroffen. Es gibt aber auch eine Spätrhachitis, die bei Kindern vom 12. bis 16. Lebensjahre beobachtet wird. Für die chirurgische Pflege ist es sehr wesentlich, daß gewisse Verbiegungen der Knochen, ein X- oder O-Bein durch konsequente einfache Maßnahmen gebessert werden können. Dazu gehört vor allem das Anlegen von Nachtschienen bei X- oder O-Beinen, d. h. es wird ein gepolstertes, der Länge des ganzen Beines entsprechendes Brettchen an beiden Enden an der Extremität befestigt und gegen die Deformität ein elastischer Zug in der Mitte derselben angelegt. Weiters ist es wichtig zu wissen, daß solche X- oder O-Beine, wie auch noch bewegliche krumme Rücken in dieser Zeit durch chirurgische Maßnahmen, also durch redressierende Verbände, oder im Notfalle durch Knochendurchmeißelung und Richtigstellung erfolgreich behandelt werden können. Kriechübungen, Quarzbestrahlungen, Steilhangbehandlung können bei konsequenter Pflege, verbunden mit Stabturnen und Massage in einer Reihe von Fällen gute Erfolge zeitigen. Diese Maßnahmen erfordern vor allem Geduld von Seite der Pflegeschwester, welche zur Aufsicht, bzw. Ausführung dieser Dinge herangezogen wird, weil Erfolge nur nach monatelanger Behandlung zu erwarten sind.

Die Geschwürskrankheit des Magens und Zwölffingerdarms.

Im Magen und Zwölffingerdarm (Duodenum) kommen bei jüngeren und älteren Leuten beiderlei Geschlechts Geschwürsbildungen vor, die sich langsam und oft unbemerkt entwickeln können und verschiedene Beschwerden, Magenschmerzen und Verdauungsstörungen hervorrufen. Drei sehr wichtige Komplikationen, über die die Pflegeschwester als erste Hilfe dem Arzte entsprechende Mitteilungen machen muß, werden nun angeführt. Tritt bei einem Geschwürskranken eine Verengerung des Magenausganges durch den geschwürigen Prozeß ein, so entsteht eine Verzögerung in der Magenentleerung. Dieser Zustand bedeutet ein tagelanges Verbleiben von Speisen im Magen. Solche Kranke leiden an Erbrechen. Es muß darauf Bedacht genommen werden, daß im Erbrochenen Speisereste vom vorherigen Tage enthalten sind, was für den Arzt ein wichtiger Fingerzeig sein kann und ihm daher gemeldet werden muß. Ein weiterer wichtiger Umstand ist das Vorkommen von Blut oder blutartigen Massen im Erbrochenen, wie wir es auch beim Magenkrebs beobachten. Es kommen plötzliche starke Blutungen aus einem zerstörten Gefäß am Geschwürsgrunde vor, auf die — auch wenn der Patient nicht sofort Blut erbricht — aus der zunehmenden Blässe und dem Unwohlsein der Kranken geschlossen werden kann. Tritt dieser Fall ein oder wird ein Patient mit Magenblutung eingeliefert, so ist es für die Pflegeschwester wichtig, sofort an die Vorbereitung der Infusionsbestecke und an die Bereitstellung des Blutgruppenbestimmungbesteckes zu denken. Bei solchen Kranken wird auch häufig ein dunkler, schwarzer Stuhl beobachtet, der natürlich nicht die rote Farbe frischen Blutes erkennen läßt und alten, manchmal aber auch noch frischen Blutungen entsprechen kann. Diese Stühle müssen zur Kontrolle für den Arzt aufbewahrt werden.

Wenn ein Geschwür des Magens oder Zwölffingerdarms die gesamten Wandschichten durchsetzt, so kann es zu einem Durchbruch in die freie Bauchhöhle kommen. Die Folge ist ein plötzlicher starker Schmerz, der Patient kann auch zusammenstürzen und ist sehr shockiert. Da die sofortige Operation angezeigt ist, muß der Arzt verständigt werden. Für die Pflegeschwester ist vor allem ein wichtiger Umstand bemerkenswert: auch nach vollkommen sachgemäßer und schonend durchgeführter Röntgendurchleuchtung ist es möglich, unmittelbar im Anschlusse an die Durchleuchtung einen solchen Magendurchbruch auf der Krankenstation zu erleben. Daher ist bei auftretenden Schmerzen auf diesen Umstand Bedacht zu nehmen.

Über verschluckte Fremdkörper.

Das Verschlucken von Fremdkörpern kann zufällig vorkommen, bei Strafgefangenen, Geistesgestörten jedoch mit Absicht geschehen. Die am häufigsten verschluckten Fremdkörper sind Löffelstiele, Nägel, Kerne, Gebisse, Knöpfe und Nadeln. Wenn der Gegenstand keine scharfen Kanten hat und nicht spitz ist, so geht dieser Fremdkörper meist auf natürlichem Wege mit dem Stuhl ab. Falls ein solcher Fremdkörper sich verkeilt, kann es zu schweren Darmerscheinungen kommen, die ärztliche Behandlung erfordern. Aber auch spitze Fremdkörper, Nähnadeln, Rasierklingen können den Darm durchlaufen, ohne daß es zu gröberen Verletzungen kommen muß. Solchen Patienten wird eine Kost verabreicht, die den Fremdkörper umhüllen soll; man gibt Kartoffelbrei, Kraut und musartige Speisen. Sehr wichtig für das Pflegepersonal ist dabei zu wissen, daß Abführmittel oder Einläufe nur nach ärztlicher Verordnung gegeben werden dürfen, daß plötzlich auftretende Schmerzen bei einem solchen Kranken dem Arzte gemeldet werden müssen und daß die Möglichkeit eines Durchbruches, bzw. einer Bauchfellentzündung besteht. Die diätetischen Vorschriften sind also bei diesen Kranken zu beachten. Vor allem ist auch solchen Leuten eine Änderung der Kost nicht zu gestatten. Sehr wichtig für die Pflegerin ist die Kontrolle des Stuhles, wann und ob überhaupt der Fremdkörper abgegangen ist. Es sind daher solche Patienten zu verhalten, nicht den Abort, sondern die Leibschüssel zu benützen. Es kommt vor, daß der Fremdkörper im Mastdarm, durch den Schließmuskel behindert, zurückgehalten wird, wodurch eine örtliche Entzündung im Mastdarm entsteht. Schleimabgang und häufiger Stuhldrang sind daher dem Arzte zu melden, weil die entsprechenden Maßnahmen auf Grund dieser Tatsachen ergriffen werden müssen. Bei der Beobachtung des Stuhles ist überhaupt prinzipiell auf Beimengungen zu achten und vor allem bei Kindern ist immer, falls Würmer gesehen werden, sofort davon Meldung zu erstatten.

Die Entzündungen des Mastdarms.

Erkrankungen des Mastdarms entzündlicher Natur werden häufig mit Darmspülungen behandelt. Die Zusätze zu diesen Spülungen werden vom Arzte verordnet, ebenso wird die Menge der einzuführenden Flüssigkeit von ihm bestimmt. Wichtig ist für die Pflegerin, daß sie sich auch Verhaltungsmaßregeln geben läßt über die Höhe des einzuführenden Darmrohres und bei allen diesen Handlungen mit äußerster Zartheit zu Werke geht. Schwere Entzündungen des Darmes werden mit einem Kunstafter behandelt und mit Spülungen vom Bauchafter zur Mastdarmöffnung hin. Diese Spülungen, falls solche überhaupt von einer Pflegerin gemacht werden dürfen, können nur mit größter Vorsicht und ohne Druckanwendung durchgeführt werden, weil sonst die Gefahr einer Verletzung des Dickdarms oder des Mastdarms besteht. Bei diesen geschwürigen Prozessen wird auch manchmal vom Arzte eine Bougierung vorgenommen, d. h. es werden Seidengespinstbougies von verschiedener Stärke entweder durch den Mastdarm hinauf oder durch den Kunstafter herabgeführt, um vielleicht bestehende Verengerungen zu dehnen. Bei diesen Bougierungen wird bei erfolgreicher Einführung, die vom Arzte vorgenommen wird und die gar nicht so ungefährlich ist, weil ja die Möglichkeit der Durchstoßung des Mastdarms gegeben ist, die Bougie längere Zeit liegengelassen. Da obliegt es nun der Pflegeschwester, den Kranken zur Ruhe zu verhalten und zu achten, daß die Bougie in idealer Stellung liegenbleibt und daß sie vorsichtig entfernt wird. Im allgemeinen ist aber auch anzuraten, nach 20—30 Minuten langem Liegen, wie es beispielsweise verordnet wird, zur Entfernung der Bougie den Arzt zu rufen. — Die Reinigung dieser Bougies erfolgt durch Waschen mit Seife und Tuch, dann müssen sie mit einer desinfizierenden Flüssigkeit abgewischt und mit etwas Glyzerin gepflegt werden. Glyzerin oder Öl sind vor allen Bougierungen bereitzustellung. Selbstverständlich braucht der Arzt bei diesen Manipulationen, wenn er operativ tätig ist, Gummihandschuhe.

Die Blinddarmentzündung.

Die Wurmfortsatzentzündung (Appendizitis), im Volksmunde Blinddarmentzündung genannt, ist eine sehr häufige Erkrankung. Die Entzündung entsteht im Drüsengewebe des Organs, gemeinverständlich einer Halsentzündung vergleichbar. So wie die Rachenmandeln in einigen Stunden sehr vergrößert und schwer entzündlich verändert sein können, so kann dies auch beim Wurmfortsatz der Fall sein. Abgesehen von den typischen Schmerzen im rechten Unterbauch, die heute schon jedem Laien bekannt sind, ist es sehr wichtig zu wissen, daß auch Kranke, die wegen anderer Leiden in Spitalsbehandlung stehen, eben auch eine Wurmfortsatzentzündung dazubekommen können. Häufig klagen solche Patienten oft gar nicht über Schmerzen an einer bestimmten Stelle, sondern nur über leichte Bauchschmerzen, die bei der Krankenvisite dem Arzte nicht einmal gemeldet werden. Für die Pflegerin ist es daher wichtig, solche oft kleine Beschwerden zu melden. Ein noch viel wichtigerer Umstand aber, der gerade das Pflegepersonal betrifft, ist die Frage eines zu verabfolgenden Einlaufes. Im allgemeinen dürfen weder Abführmittel gegeben noch ein Einlauf ohne Wissen des Arztes gemacht werden. Es ergibt sich aber in einem großen Spitalsbetriebe bei der Tätigkeit erfahrener Pflegeschwestern die Notwendigkeit, daß die ganz typischen Operationsnachbehandlungen sozusagen selbstverständlich durchgeführt werden. Dazu gehört aber auch in vielen Fällen die Entleerung des Darms. Bei den Erkrankungen des Wurmfortsatzes muß beim Einlauf immer darauf Bedacht genommen werden, daß große Mengen von Flüssigkeit — über einen halben Liter — oder mehrmalige Einläufe den Dickdarm bis zur Einmündung des Dünndarms mit Flüssigkeit füllen und aufblähen können. Es kann also durch wiederholte oder in großen Mengen verabfolgte Einläufe in solchen Fällen das Aufgehen einer Naht oder der Durchbruch einer Wurmfortsatzentzündung begünstigt werden. Diesen Umstand muß jede Pflegerin kennen, weil sie dann selbst diesen Fehler niemals begehen wird.

Ferner soll das Pflegepersonal von der Möglichkeit einer Abszeßbildung im Bauche wissen, die vor allem bei Wurmfortsatzentzündungen beobachtet wird. Ist ein solcher Kranker in Beobachtung, so ist auch bei ihm für die Stuhlentleerung nach ärztlicher Vorschrift Sorge zu tragen, weil durch Stuhlverhaltung eine Verschlimmerung des Leidens eintreten kann. Bei schon wieder Genesenden ist zu achten, daß sie nicht zu früh das Bett verlassen, da sonst ein Rückfall die Folge sein kann. Heimliches Aufstehen oder ein Versuch des Aufstehens kommt gerade bei intelligenten Patienten relativ häufig vor, und da ist es eben Aufgabe des Personals, durch stetes Beobachten diese Dinge zu verhindern oder zum mindesten der ärztlichen Leitung zur Kenntnis zu bringen.

Der Darmverschluß.

Diese Erkrankung bietet wohl rein ärztliches Interesse. Lediglich der Umstand des zunehmenden Erbrechens und die Möglichkeit, daß Galle oder Kot erbrochen werden kann, ist für die Pflegerin wichtig. Galliges Erbrechen wird vom Kranken als bitter schmeckend empfunden: die Galle ist gelb oder grün. Fäkulentes Erbrechen, d. h. Stuhlerbrechen, ist durch braune, stinkende Massen gekennzeichnet. Alle durch Erbrechen vom Patienten hervorgebrachten Massen müssen ärztlicher Begutachtung unterzogen werden, weil eine Untersuchung, bzw. ein Urteil über die Art des Erbrochenen notwendig ist. Der Darmverschluß selbst ist ja durch Stuhlverhaltung gekennzeichnet. Es ist aber durchaus möglich, daß restliche Stuhlmassen des Dickdarms noch entfernt werden, wenn die Schwester einen Einlauf gibt. Die Entscheidung, ob alter oder frischer Stuhl vorliegt, obliegt dem Arzte; die Beobachtung, ob Winde abgehen, was oft ein sehr wichtiger Umstand ist, obliegt der Warteperson, bzw. dem Patienten selbst. Abgehen von Blut muß auf jeden Fall sofort dem Arzte gemeldet werden.

Erkrankungen der Gallenwege.

Diese Erkrankungen sind vor allem durch die Entzündung der Gallenblase in der Chirurgie sehr wichtig geworden, da

Erkrankungen der Gallenwege.

wir entzündliche und Steinerkrankungen der Gallenwege heutzutage operativ behandeln.

Die Infektion dieser Organe kann gelegentlich auch mit Typhusbakterien erfolgen, und es gibt Kranke, welche dauernd im Stuhl Typhusbazillen ausscheiden. Diese, für den Kranken selbst harmlose Angelegenheit kann für die Umgebung recht gefährlich werden, und wenn der Verdacht einer solchen Dauerausscheidung vorliegt, ist es sehr wichtig, besondere Achtsamkeit allen Geräten zuzuwenden, mit denen der Kranke in Berührung kommt. Abgesehen von der üblichen Handwaschung nach jedem Angreifen einer Leibschüssel ist es notwendig, die Hände in eine desinfizierende Flüssigkeit, meist in eine ganz dünne Sublimatlösung zu tauchen. Für das Wartepersonal ist es weiters von Bedeutung, bei Gallensteinkuren oder vor allem bei der Behauptung, daß Gallensteine abgehen, den Stuhl zu beobachten. Bei durchgemachten Ölkuren können künstlich abgegangene Steine vorgetäuscht werden, die aber nur aus verseiftem Fett bestehen. Dies muß unbedingt klargestellt werden, denn es ist sehr wichtig für den Arzt und wichtig oft für den zu leichtgläubigen Patienten. Bei Gelbsucht, die aus ganz verschiedenen Gründen auftreten kann, werden, abgesehen von der speziellen Behandlung, diätetische Vorschriften gegeben. Sie erstrecken sich vor allem auf die Vermeidung einer fettreichen Kost, und es ist bei der Nahrungsaufnahme dieser Kranken immer auf eine frische Zubereitung der Speisen besonders zu achten, weil abgestandenes und zu kaltes Fett leicht einen Anfall auslösen kann. Bei lange bestehender Gelbsucht kommt es zu plötzlich auftretenden Haut- und Darmblutungen. Diesbezügliche Beobachtungen, die gelegentlich der Wartung der Kranken an den Extremitäten gemacht werden können, sind sofort zu melden.

Bei Galleoperationen ist der Operateur manchmal gezwungen, eine künstliche Ableitung der Galle nach außen für mehrere Tage anzulegen. Schon bei einfachen Gallenblasenoperationen kann eine Durchtränkung des Verbandes mit Galle stattfinden. Durch häufiges Überbinden und exakteste Sauberkeit sowie durch Pflege der Haut ist dieser unangenehme Zustand zu überwinden. Die Haut kann mit Zinkpaste oder mit Gummilösung geschützt und soll auch durch leichtes Föhnen wenigstens einmal beim Verbandwechsel gut getrocknet werden. Ist durch einen Gummischlauch die Ableitung der Galle nach außen bewerkstelligt, so muß dessen Ende in ein gut zugedecktes Glas eingeleitet und die Gallenmenge täglich genau gemessen werden. In einer Reihe von Fällen ist es notwendig, diese Galle durch einen Magenschlauch dem Patienten wieder zuzuführen. Es ist daher wichtig, diese Gefäße, die mit Galle erfüllt sind, kühl aufzubewahren, um die Zersetzung zu verhindern. Es ist weiters notwendig, die Mengen genau zu messen, um festzustellen, wie viel Galle der Kranke täglich erzeugt, bzw. verliert. Die tägliche Stuhlkontrolle wird vom Arzte im Laboratorium vorgenommen, die Pflegeschwester muß aber daran denken, die Stuhlprobe bereitzustellen und bei operierten Fällen, falls die Stuhluntersuchung nicht durchgeführt zu werden braucht, das Lichter- oder Dunklerwerden des Stuhles zu melden. Bei plastischen Operationen zum Ersatz des Gallenganges kann ein Gummirohr im Bereiche des Gallenganges eingelegt werden. Dieses Gummirohr bleibt oft wochen- oder monatelang an dieser Stelle liegen und geht dann mit dem Stuhl ab. Im Laufe einer solchen postoperativen Nachbehandlung muß auf den Abgang eines solchen Rohres sehr geachtet werden.

Die Erkrankungen der Niere und der Harnwege.

Bei der Pflege solcher Kranken ist vor allem den Ausscheidungen der Nieren besonderes Augenmerk zuzuwenden. Es ist daher für die Pflege wichtig, gewisse diesbezügliche Vorschriften und Regeln zu kennen und zu beachten.

Grundsätzlich hat von jedem Patienten ein frischer Harn dem Arzte an bestimmtem Platze zur Verfügung gestellt zu werden, damit die einfache chemische Untersuchung bei allen Kranken mit Sicherheit durchgeführt wird. Wichtig ist die Feststellung der Harnmenge (Tages- und Nachtmenge) innerhalb von 12 oder 24 Stunden. Gleichzeitig muß auch das spezifische Gewicht mit einem eigens dazu angefertigten Instrumente, dem Urometer, festgestellt werden. Die Zahlen der Ausscheidung und des spezifischen Gewichtes hat das Pflegepersonal gewissenhaft in einer Tabelle einzutragen; in manchen Anstalten werden kurvenmäßige Darstellungen verlangt.

Eine Untersuchungsmethode, die Nierenfunktion von Kranken zu zeigen, ist der Verdünnungs- und Konzentrationsversuch, welcher fälschlicherweise im chirurgischen Jargon Wasserstoß genannt wird. Die Pflegerin hat dem Patienten eine vom Arzte bestimmte Menge Tee am Morgen zu verabfolgen (ein bis zwei Liter) und hat dann die Aufgabe, in den nächsten acht Stunden die Harnmengen stündlich zu messen und das spezifische Gewicht zu bestimmen. Während des Tages bekommt der Kranke nur Trockenkost. Diese Untersuchung, welche über die Ausscheidungsfähigkeit der Niere dem Arzte Aufschluß gibt, muß sehr gewissenhaft ausgeführt werden; besonders die Messungen des spezifischen Gewichtes sind für den Arzt von großem Interesse.

Bei den urologischen Untersuchungen wird dem Kranken eine Farbstofflösung in die Vene gespritzt, welche in einem gewissen Zeitraume im Harn nach ihrer Ausscheidung aus den Nieren erscheint. Diese dunkelgrünblaue Verfärbung des Harnes kann manche Kranke beunruhigen und die Pflegerin muß wissen, daß der Harn nach solchen Untersuchungen Verfärbungen haben kann, die harmlos sind.

Die Harnfisteln.

Bei der Pflege der Harnfisteln ist vor allem der Umstand wichtig, daß sie meist unmittelbar mit der Blase oder mit dem Nierenbecken und dem Harnleiter in Verbindung stehen. Es ist daher ein streng aseptischer Verband notwendig und bei der oft großen Harnmenge, die aus einer solchen Fistel abfließt, auch ein mehrmaliger Verbandwechsel angezeigt. Bei jedem einzelnen Verbande sind entsprechend viele Gazepolster aufzulegen, und die Pflegeperson kann durch Beobachtung des Kranken ungefähr abschätzen, welche Menge solcher Gaze es bedarf, um den Verband erst nach mehreren Stunden wechseln zu müssen. Mit Fisteln behaftete Kranke, auch wenn sie nicht Harnfisteln haben, werden oft einer Wasserbettbehandlung unterzogen. Abgehende Konkremente sollen unbedingt aufgehoben werden, weil sie, abgesehen von der Besichtigung durch den Arzt in vielen Fällen der chemischen Untersuchung zugeführt werden müssen.

Die Zystoskopie. Die Untersuchung der Harnblase und der Harnwege kann mit Hilfe eines in die Harnblase eingeführten Instrumentes, des Zystoskops, ausgeführt werden. Es besteht aus einem, an der Spitze abgebogenen Metallrohr mit einem daselbst befindlichen Glühlämpchen und einer Spiegelvorrichtung, die es dem Arzte ermöglicht, den Innenraum der Blase zur Ansicht zu bringen. Außerdem können mit Hilfe dieses Instrumentes dünne Rohre durch die Harnleiter bis in die Nierenkelche emporgeschoben werden. Für das Pflegepersonal ist es wesentlich, daß das Zystoskop ausgekocht werden kann und daß die Harnleitersonden in Gaze oder Leinensäckchen eingelegt der trockenen Sterilisation unterworfen werden. Die Bedienung des elektrischen Apparates selbst erfordert eingehende Beschäftigung mit dem entsprechenden Apparate. Wichtig ist es noch zu wissen, daß die Beleuchtungsanlage eines solchen Zystoskops mit einer Taschenlampenbatterie betrieben werden kann.

Bei Erkrankungen der Vorsteherdrüse wird dieselbe in manchen Fällen durch eine Metallolive vom Mastdarm aus einer Kühlung oder Erwärmung unterzogen. Durch diese Olive wird durch ein zu- und abführendes Rohr mit Schlauchansätzen heißes oder kaltes Wasser durchgeleitet. Man erreicht damit eine unmittelbar auf die Vorsteherdrüse sich auswirkende Wärme- oder Kälteanwendung. Die Olive ist eingefettet von der Schwester einzuführen, ein Standgefäß mit Wasser hochzustellen, ein zweites Standgefäß mit Wasser beim ableitenden Rohr tiefzustellen. Nach Ansaugung der Flüssigkeit aus dem hochstehenden Gefäß rinnt dauernd Wasser vom hochstehenden Gefäß in das tiefstehende durch die Olive ab.

Allgemeines Diätschema bei Harnsteinen.

Bei harnsauren Steinen: Wenig Fleisch, alle Innereien, wie Leber, Nieren Hirn, Bries sind verboten. Selchfleisch und gepökeltes Fleisch sind verboten, Eier, Milch und Käse in mäßigen Mengen erlaubt. Ferner sind erlaubt Gemüse, Obst und Mehlspeisen.

Bei Phosphatsteinen: Milch, Gemüse und Obst einschränken. Fleisch und Brot sind erlaubt, ebenso Mehlspeisen.

Bei oxalsauren Steinen: Gemüse einzuschränken, Tee, Kakao und Schokolade verboten, ebenso Beerenobst; kalkreiches Trinkwasser ist zu vermeiden.

Die Harnblutungen.

Plötzlich auftretende Blutungen im Bereiche der Harnwege können verschiedene Ursachen haben. Man unterscheidet frische und alte Blutungen. In allen Fällen, wo der Verdacht einer solchen Blutung durch das Rotwerden des Harnes wahrscheinlich gemacht ist, ist sofort der Arzt zu verständigen. Auch Harnmengenverminderungen müssen ebenso, falls nicht ständig die Harnmengen gemessen werden, dem Arzte bekanntgegeben werden.

Die Bauchbrüche (Hernien).

Man versteht unter diesem Leiden die Ausstülpung des Bauchfelles durch die Bauchwandschichten, wobei als Inhalt des Bruchsackes hauptsächlich Netz und Darm, aber auch alle anderen Bauchorgane in Frage kommen. Für die Pflege ist der

Umstand wichtig, daß der Arzt solche Bruchleidende in typischer Weise untersucht. Zur Feststellung eines Bruches, bzw. eines Leistenbruches soll der Patient stehend untersucht werden. Es ist notwendig, daß von der Schwester vorher der Fußboden mit einem Tuche bedeckt wird, um den Patienten nicht mit bloßen Füßen auf den eventuell kalten Boden stehen zu lassen. Da der Patient vom Arzte aufgefordert wird zu husten, um das Vorwölben des Bruches beobachten zu können, soll der Kranke aufgefordert werden, beim Husten den Kopf abzuwenden oder die Hände vor den Mund zu halten, damit er nicht den Arzt anhustet.

Eine Komplikation ist die Brucheinklemmung, von welcher auch die Pflegeschwester wissen soll, daß sie operativ behandelt werden muß. Es ist also bei Verdacht einer Einklemmung, die sich durch Schmerzen, Stuhl- und Windverhaltung und schmerzhafte Verhärtung der Bruchgeschwulst kennzeichnet, sofort der Arzt zu benachrichtigen. Diese Einklemmungen können aber auch bei bettlägerigen Patienten bei starker Blähung in seltenen Fällen eintreten. Mit Brucheinklemmung eingelieferte Kranke werden manchmal versuchsweise zur Lösung der Einklemmung in ein heißes Bad gesetzt und bekommen auch eine Morphiumeinspritzung. Um diese Maßnahmen richtig treffen zu können, muß die Pflegeschwester darüber orientiert sein.

Das Bruchband darf nur vom Arzte verordnet werden. Das Anlegen des Bruchbandes soll jedoch die Schwester können. Bei Leistenbrüchen muß sich die Pelotte auf den Schambeinast stützen. Sie hat die Aufgabe, lediglich das Vortreten des Bruches zu verhindern, soll jedoch nicht in die Weichteile des Bruches hineindrücken. An jenen Stellen des Körpers, wo uns für die Pelotte kein Widerlager knöcherner Natur zur Verfügung steht, wird eine einfache Leibbinde verordnet. Diese kommt bei Nabelbrüchen in Frage. Bei kleinen Kindern ist von der Schwester manchmal ein typischer Nabelbruchverband zu machen. Er besteht darin, daß die Bruchgeschwulst zurückgeschoben wird. Zwei Hautfalten links und rechts vom Nabel werden aufgehoben, einander stark genähert und durch Heftpflaster in dieser Stellung erhalten. Als unschädliche Druckpelotte kann ein mit Gaze umwickeltes Geldstück im Durchmesser von zirka 2 cm benützt werden.

Bei großen Bauchbrüchen, vor allem bei Nabelbrüchen und Fettbauchbildungen bei alten Frauen, wird in den Hautfalten nicht selten ein nässendes Ekzem beobachtet. Es ist für das

Pflegepersonal ungemein wichtig, durch peinliches Trockenhalten, durch Einpudern und Sauberkeit die Haut so zu pflegen, daß der chirurgische Eingriff in kurzer Zeit ermöglicht wird.

Der Samenaderbruch (Varikozele)

ist eine Erweiterung der Begleitvenen des Samenstranges im Bereiche des Hodensackes, welche eine entsprechende Vergrößerung hervorruft und zum Ekzem im Bereiche des Hodensackes selbst oder der Oberschenkel führen kann. Für das Wartepersonal ist es wichtig zu wissen, daß bei solchen Ekzemen in der Schamgegend durch Einpulvern mit Streupuder reine und aseptische Verhältnisse bei dem bettlägerigen Patienten geschaffen werden müssen.

Der Wasserbruch (Hydrozele).

Als Wasserbruch bezeichnet man eine Flüssigkeitsansammlung zwischen den Umhüllungen des Hodens, wodurch im Hodensack ein bis doppelt mannsfaustgroßer, mit Flüssigkeit gefüllter praller Sack entsteht, welchem der oft abgeplattete, aber sonst nicht weiter geschädigte Hoden anliegt. Der Wasserbruch kann durch Punktion entleert werden, doch sammelt sich die Flüssigkeit bald wieder an. Dauerheilung wird nur durch operative Behandlung der Hydrozele unter Schonung des Hodens erreicht.

Verlag von Julius Springer in Berlin

Der chirurgische Operationssaal. Ratgeber für die Vorbereitung chirurgischer Operationen. Von **Franziska Berthold †**, Viktoriaschwester, Operationsschwester an der Chirurgischen Universitätsklinik Berlin. In dritter Auflage, neu bearbeitet von Professor Dr. Karl Vogeler, Leiter der Chirurgischen Abteilung des Städtischen Krankenhauses Stettin. Mit 302 Abbildungen. X, 184 Seiten. 1935. RM 4.50

Die Vorbereitung zu chirurgischen Eingriffen. Von Dr. med. **Joh. Volkmann**, Privatdozent, Oberarzt der Chirurgischen Universitätsklinik zu Halle a. d. S. Mit 12 Abbildungen. X, 238 Seiten. 1926. RM 10.80; gebunden RM 11.88

Die Vor- und Nachbehandlung bei chirurgischen Eingriffen. Ein kurzer Leitfaden. Von Dr. **M. Behrend**, Chefarzt des Kreiskrankenhauses in Frauendorf bei Stettin. Zweite Auflage. Mit 5 Abbildungen. VIII, 115 Seiten. 1929. RM 4.32

Narkose zu operativen Zwecken. Von Dr. **Hans Killian**, Privatdozent für Chirurgie und Orthopädie, Oberarzt der Chirurgischen Universitätsklinik Freiburg i. Br. Mit 165 Abbildungen. VIII, 406 Seiten. 1934. RM 24.—; gebunden RM 26.80

Die Nachbehandlung nach Operationen. Ein Lehrbuch in Vorlesungen. Von Professor Dr. **Paul Reichel**, Geheimer Sanitätsrat, München. Dritte, umgearbeitete und vermehrte Auflage. Mit 85 Abbildungen im Text. XII, 499 Seiten. 1936.
RM 24.—; gebunden RM 25.80

Verlag von Julius Springer in Wien

Schmerzverhütung. Zwölf Vorlesungen von Dr. **Fritz Starlinger**, Assistent an der Klinik Eiselsberg und Privatdozent für Chirurgie an der Universität Wien. VI, 105 Seiten. 1931.
RM 6.60

Die Inhalationsnarkose. Eine Anleitung zur Narkosetechnik. Von Dr. **Tassilo Antoine**, Operateur der II. Universitäts-Frauenklinik in Wien, und Dr. **Bruno Pfab**, Operateur der I. Chirurgischen Universitätsklinik in Wien. Mit einem Vorwort von Professor Dr. A. Eiselsberg, Vorstand der I. Chirurgischen Universitätsklinik in Wien. Mit 10 Textabbildungen. IV, 48 Seiten. 1926. RM 2.40

Zu beziehen durch jede Buchhandlung

Verlag von Julius Springer in Berlin

Die erste Hilfe bei plötzlichen Unglücksfällen.
Ein Leitfaden für Samariter-Schulen in sechs Vorträgen von weil. **Friedrich von Esmarch,** Begründer des Deutschen Samariter-Vereins. Neubearbeitet von Professor Dr. L. Kimmle. 50. Auflage. Mit 320 Abbildungen. IX, 258 Seiten. 1931. Gebunden RM 3.60

Lehrbuch für orthopädische Hilfsarbeiterinnen.
Dreizehn Vorlesungen über orthopädische Krankheiten, Massage, Heilgymnastik, Verbandtechnik und Operationsdienst. Von Dr. med. **Hans Debrunner,** Zürich. Zweite, stark umgearbeitete Auflage. Mit 74 Abbildungen. IV, 124 Seiten. 1932. RM 5.60

Lehrbuch der Massage.
Von Sanitätsrat Dr. **J. H. Lubinus,** Spezialarzt für Orthopädie und Leiter der staatlich genehmigten Lehranstalt für Heilgymnastik in Kiel. Fünfte Auflage. Mit 88 Abbildungen. VIII, 85 Seiten. 1933. RM 6.60

Lehrbuch der medizinischen Gymnastik.
Von Sanitätsrat Dr. **J. H. Lubinus,** Leiter der staatlich genehmigten Lehranstalt für Heilgymnastik in Kiel. Zweite Auflage. Mit 137 Abbildungen. VIII, 144 Seiten. 1933. RM 9.60

Leitfaden der Desinfektion
für Desinfektoren und Krankenpflegepersonen in Frage und Antwort. Von Professor Dr. **Fritz Kirstein,** Medizinalrat und Direktor des Medizinaluntersuchungsamtes Hannover. Sechzehnte, verbesserte Auflage. VI, 111 Seiten. 1937. Gebunden RM 4.20

Diätetik bei chirurgischen Erkrankungen.
Kurzgefaßte theoretische und praktische Anleitung zur Ernährung chirurgisch Kranker. Von Dr. **F. W. Lapp** und Dr. **H. Neuffer,** Krankenhaus der Stadt Wien. Mit 7 Abbildungen. X, 158 Seiten. 1932. RM 9.—; gebunden RM 9.90

Salzlose Diät.
Speisezettel für 365 Tage aus der Hauptküche der Charité Berlin. Von Oberschwester **Johanna Schneider.** Mit einem Geleitwort von Professor Dr. Fr. Blumenthal, Leiter der Charité-Hautklinik Berlin. VII, 79 Seiten. 1931. RM 3.60

Zu beziehen durch jede Buchhandlung

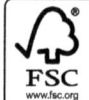

MIX
Papier aus verantwortungsvollen Quellen
Paper from responsible sources
FSC® C105338

If you have any concerns about our products,
you can contact us on
ProductSafety@springernature.com

In case Publisher is established outside the EU,
the EU authorized representative is:
**Springer Nature Customer Service Center GmbH
Europaplatz 3, 69115 Heidelberg, Germany**

Printed by Libri Plureos GmbH
in Hamburg, Germany